JN063024

新型コロナのエアロゾル感染

【下巻】提言編　法律・経済・教育問題

長崎大学バイオハザード予防研究会　著

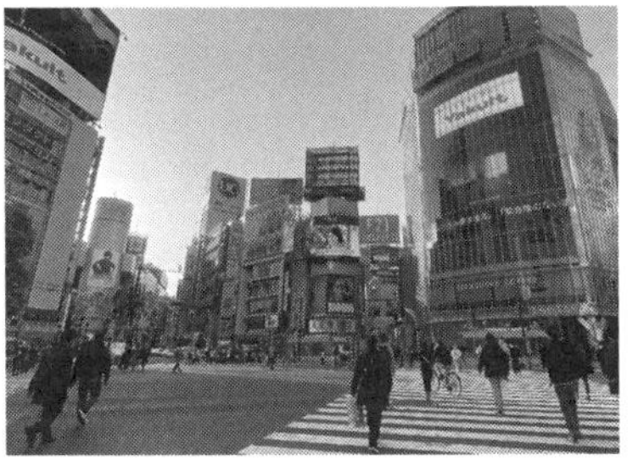

緑風出版

下巻序文

新型コロナウイルスの猛威は依然として世界中で拡大中です。日本では、７月に入り感染確認者が急増し、第二波が到来したと推測されます。感染拡大の最大の理由は、換気不足とＰＣＲ検査不足です。後述するように、暑くなって冷房を使うようになり、排気の大部分を再利用している大都市の大型商業施設等で使われている空気循環型空調システムが、ウイルスを循環させエアロゾル感染〔空気感染〕を拡大している可能性大です。

また、世界に比べてＰＣＲ検査が少な過ぎて、無症状感染者を捕捉できずに放置しているので感染が拡大しているのです。見つけて隔離・治療しなければ、いつまで経っても日本での感染は終息しません。

新型コロナで、各国の負の部分が増幅されて表に現れるようになりました。アメリカでは、経済的格差の拡大で、貧困層の多い黒人やマイノリティーに感染者・死亡者が多く、さらに、白人警官が黒人のジョージ・フロイドさんを押さえつけて殺すという事件により、人種差別の根深さが改めて印象づけられました。黒人奴隷差別の象徴として、南軍の指導者等の像が引き倒されるという事態に発展し、人種差別反対の動きは世界に広まっています。

日本では、官僚組織・行政組織の非能率・IT化の遅れ・情報公開の少なさが、諸外国と比べて際立っていることが表面化しました。本書巻末の給付金一覧に見られるように、日本でもかなりの数の給付金や助成金が存在します。しかし、条件が厳しく、山ほどの書類を作らなければ申請できず、さらに、行政は不正受給ばかりに目を光らせて、些細な点で修正を要求し、審査に時間が掛かりすぎます。審査は後回しにして申請があれば直ぐに給付・助成し、今現在困窮している人を救うべきだという意見は半年前から上がっていますが、一向に改善の兆しが見られません。給付までの時間が掛かりすぎ、助かるはずの店舗等の倒産や廃業が続いているのは残念なことです。

上巻でも指摘しましたが、下巻では、PCR検査を直ぐに国民全員実施へと方針を変えるべきこと、経済問題で困っている人々を直ぐに救うための提言、休業で学業が遅れた学校教育をどうすべきか、政府が提唱する「新しい生活様式」の中で、特に「身体的距離の確保」「人との間隔は、できるだけ2m（最低1m）空ける」という部分は、子どもたちの成長に悪影響を与える可能性があるのではないか等について論じたいと思います。

なお、新型コロナで世の中が随分変わりました。悪いことが多いですが、良いこともあります。たとえば、二酸化炭素等の排出量が減って空気が浄化され、大都会にも青空が戻ってきました。インドの大都市からもヒマラヤ山脈が見えるようになったそうです。インフルエンザや結膜炎なども患者数が激減したと言われています。テレワークやオンライン授業などでは、今まで知られていなかった新たな可能性も生まれつつあります。

すべての事物には、良い面と悪い面が同居しています。その良い面を今後に活かすことも、できる範囲で提言したいと思います。

末尾には、新型コロナウイルスについてさらに詳しく知りたい人のための情報を載せ、また新型コロナに由来する様々な困りごとの相談を何処にすべきかの一覧を掲載しました。執筆者４名が役割分担して纏めた小著が、少しでも、新型コロナで苦しむ人々のお役にたてば幸いです。

なお、パソコンがロックダウンならぬ突然のシャットダウンに見舞われ、パソコン内部の情報も外出自粛をしているかのごとく出てきてくれず、下巻の発行が大幅に遅れたことをお詫びいたします。

2020 年 10 月 10 日　　　勝俣　隆

用語解説

本書で使用する主な用語について説明します。
用語①〜⑯は上巻の用語解説を参照してください。

⑰免疫……ウイルス等に感染せず、病気にならないための十分な防御力を持っている状態。適応免疫と自然免疫があります。
⑱適応免疫（獲得免疫）……病原体に感染して、初めてその病原体を攻撃する抗体や特殊なリンパ球が生み出される現象。
⑲自然免疫（先天性免疫）……ある病原体に対して生体が生まれながらにもっている抵抗性で感染するとすぐ発動する。
⑳抗体……異物（抗原＝ウイルスや細菌など）が体内に入り込んだとき、そのたんぱく質に反応し、体から追い出すためにできる対抗物質。異物がウイルスの場合、そのウイルスに対抗して特定タイプの抗体がつくられることがあります。一度抗体ができると、次に侵入した同じ原因物質と特異的に反応します。
㉑抗体検査……体内に抗体があるかどうか調べるための検査で、血液を少量取って、検査キットに入れれば15分で判定できます。新型コロナウイルスの場合、この検査で抗体が確認できれば、過去にこのウイルスに罹り、既に対抗するための抗体が存在することが分かります。但し、抗体があっても再び感染することがあり、二度目の感染を防ぐ保証はありませんが、重症化は防げるのではないかと言われています。また、陰性

だったとしても、感染してから抗体が出来るまで1～2週間掛かるといわれているので、現在感染していないことを示すものでもありません。

㉒抗原……体内に入ると抗体をつくらせる原因となる異物で、ウイルス・細菌・微生物・毒素・異種のたんぱく質や多糖類など。

㉓抗原検査……抗原の有無を調べることでウイルスへ感染しているかどうかを判定する検査です。鼻咽頭の拭い液を採取し、試薬と混ぜ合わせ、簡便な検査機に入れて判定します。遺伝子の増幅作業が不要で30分程度で判定できます。精度はPCR検査に劣り、陰性と出ても見逃していることが多いので、その場合は、PCR検査をさらに行う必要があります。但し、陽性と出た場合は、97％以上信用できると言われています。

㉔ PCR検査(polymerase chain reaction method)……検査者から鼻咽頭ぬぐい液や唾液などの粘液を採取し、試薬と混合し、専用の装置を使って調べたい対象の遺伝子情報の増幅（数を増やす）作業を行い、感染の有無を確認する方法です。判定結果の正確性が他の検査法よりも高いと言われますが、7割しか精度が無いという専門家もいます。遺伝子情報の増幅作業に6時間程度を要する点や、感染防止のための防護服や施設が必要で、検体採取が難しい点も難点とされます〔上巻・第三章・第一節も参照のこと〕。

㉕ LAMP法（Loop-Mediated Isothermal Amplification）……栄研化学が独自に開発した迅速・簡易・正確な遺伝子増幅法を使い、新型コロナウイルス感染の有無を判定する方法。一定温度（65℃付近）で反応させ、DNAを15分～1時間で10^9～10^{10}倍に増幅することができ、検出まで1ステップで出来ます。

長崎大学がキャノンメディカルシステムズと共同開発した機器は、この方法を利用した携帯用機器（1.9キロ）で、陽性一致率90%、陰性一致率100%の高い精度があります。

㉖ SmartAmp法 (Smart Amplification process)」……理研オミックス基盤研究領域が開発した「核酸の恒温増幅法を利用した遺伝子検出法」で、複数の酵素を組み合わせて、摂氏60度で遺伝子を特異的に増幅して検出する簡便・迅速・安価な新しい遺伝子検出技術。神奈川県衛生研究所と理研がこの原理を応用した新型コロナ感染検査機器を開発しました。この装置の試薬は、株式会社ダナホームが開発し、陽性一致率90%、陰性一致率100%で、40分以内で検出することが可能。検体に加える試薬は2種類のみで、検出まで1ステップで可能です。なお、ロシアは、ダナホームの試薬を使い、やはり簡便な検査機器を開発しており、ロシア国内や、ヨーロッパ・中東などで広く使われています。

目次　新型コロナのエアロゾル感染【下巻】—提言編　法律・経済・教育問題—

総説

本文に入る前に、上巻出版後に判明した知見を元に、新型コロナウイルスについて、少し考察したいと思います。

1　新型コロナ感染症を第２類指定から見直すことに反対します

8月25日の朝日新聞朝刊では、政府の分科会が、新型コロナ感染症を感染症法の「第２類相当」の位置付けから見直そうとする動きを報道しました。それを後押しするかのように同日の夕刊「素粒子」には、「そもそも、コロナは『原則入院』すべき重病なのか。政府が始める議論に注目する」という意見が載りました[注1]。

新聞社は、政府の動きに反対するかと思ったので、唖然としました。政府は、見直しの理由として、新型コロナ感染症は軽症や無症状が多いからということを挙げていますが、とんでもないことです。無症状感染者が多くて、だれが感染しているか分からず、感染が拡大していることが最大の問題なのです。政府は、２類指定だと、「入院勧告・就業制限が出来、入院治療が原則で、医療費は公費負担である」ことを、負担と考えているようです。国民の健康より、国の財政の方が大事なのです。

注１　2020年8月22日朝日新聞朝刊１面「指定感染症の扱い議論『2類相当』対応疑問の声」、同夕刊「素粒子」冒頭の記事。

「無症状感染者や軽症者は自宅療養を原則とする方向へ変える」と8月26日のTBSニュースでは報道されていましたが、そんなことをすれば、家庭内での感染が拡大し、ますます収拾が付かなくなります。本書は、一貫して、無症状感染者からのエアロゾル感染が一番問題だと指摘してきました。2類指定から外れれば、治療も自己負担になる恐れさえあります。世界では、治療もPCR検査も無料であるのが普通なのに、日本は世界の動きに逆行しています。本書では、2類相当見直しに強く反対します。

2　エアロゾル感染とマスク・換気の問題

本書の書名『新型コロナのエアロゾル感染』は、新型コロナウイルスの主な感染経路はエアロゾル感染（空気感染）であること、及び、それを防ぐには、マスクの着用が一番であることを主張したものです。WHOを初め、日本の厚労省も、その事実をなかなか認めませんでしたが、4月以降、マスクの着用は世界に広がり、現在では、マスクを奨励しない国はほとんどなくなりました。

エアロゾル感染についても、7月7日になって、世界32カ国239人の科学者が、新型コロナの感染経路として「空気感染を認めるようにWHOに要望を提出しました[注2]。エアロゾル

注2　日本経済新聞　https://www.nikkei.com/article/DGXMZO61226660X00C20A7000000/ では、次のように紹介しています。
「『エアロゾル』で数十メートルに感染リスク　専門家が警告」2020/7/7 4:49（2020/7/7 8:55 更新）
専門家は新型コロナウイルスが換気の不十分な屋内で数十メートル浮遊する可能性を指摘（6月、米サウスダコタ州）=AP

感染も、やっと世界的に承認されつつあります。そして、そのことは、今まで、「飛沫感染」と「接触感染」のみで立案された予防策では不十分であることを意味しています。「ソーシャル・ディスタンシング」や手洗いでは、エアロゾル感染防止は十分には出来ず、マスクの着用と効果的な換気が根本的に重要なことが改めて明らかになったからです。

下巻では、それを踏まえて、ソーシャル・ディスタンシングの意味を再検討し、効果的な換気を行うには、どうすれば良いか提言したいと思います。

なお、大型クルーズ船ダイヤモンド・プリンセス号では給気の 70％が各客室から排出された空気を再利用していたこと

【ニューヨーク = 西邨紘子】世界 32 カ国の感染症専門家 239 人が、新型コロナウイルスの患者と濃厚接触しなくても感染するリスクを指摘した報告書を公開した。 換気の悪い屋内などで微細な飛沫（エアロゾル）に含まれたウイルスが数十メー トル浮遊し、感染する可能性があると指摘。高精度の空調フィルターや換気などの予防策を勧告し、世界保健機関（WHO）に対策の見直しを求めた。専門家グループが 6 日、米感染症学会の学術誌「医療感染症（CID）」のサイトで 公開した。豪クイーンズランド工科大学と米メリーランド大学の研究者が中心となり、各国の研究者の報告をまとめた。報告書は、換気の悪い室内では地上 1.5 メートルの高さで感染者から放出されたウイルスを含んだ微細飛沫が空気の循環で数十メートル先まで移動する可能性があると指摘した。防止策として⑴　効果の高い換気⑵　高機能の空調フィルターや紫外線殺菌の導入⑶　公共交通機関や公共スペースでの過密防止――といった対応を例示している。

WHO はこれまで、せきやくしゃみによる飛沫を吸い込む「飛沫感染」や、ウイルスが付いた手で口や鼻を触ることにより粘膜から感染する「接触感染」を新型コロナの主な感染経路とし、他人と距離をとる「ソーシャル・ディスタンシング」や手洗いを主な予防策として推進してきた。飛沫は比較的重いため 1 ～ 2 メートル程度で落下するが、エアロゾルはより広い範囲を漂う。報告書をまとめた専門家は豪メディアで「1 ～ 2 メートルを超えてウイルスが拡散するリスクがある」と述べ、対策の見直しを求めた。ロイター通信によると、WHO の報道官は「専門家と精査している」と述べた。

が分かったそうです[注3]。クルーズ船で感染爆発が生じたときに、その可能性は既に指摘されていましたが、循環している空調からのウイルスに感染した事実が明らかになった訳です。

エアロゾル感染（空気感染）の立場から言えば、感染者がいる居室からの排気が再利用されて、他の客室に給気されれば、感染拡大が起こるのは当然のことです。ところが新聞記事では、この省エネのための建造物内部の空気循環型空調システムは、東京や大阪などのオフィスビルや大型商業施設で広く使われているということです。これは大問題です。空調で冷えていても汚れた空気は全て外に排気すべきであるのに、冷房効果が下がって電気代が嵩むという節約優先の発想から、汚染排気を再利用しているのであって、その循環された空気（エアロゾル）の中に含まれるウイルスによって感染が拡大していると思われます。大規模施設での循環型空調設備で調整可能な場合は循環しないように調整し、直せなければ使用を禁止すべきです。

3　感染者数と感染確認者数を峻別すべき

上巻でも指摘しましたが、日本では、PCR 検査で感染が確認された人数を感染者数と呼んでいます。しかし、世界で使われているのは、「Confirmed Cases（確認された症例）」とその訳語であって、日本語に訳すなら「感染確認者（確定者）数」と言うべきです。なぜなら、感染者は、無症状感染者も含めて、

注3　朝日新聞 2020 年 7 月 27 日「コロナと空調　換気のススメ　大型クルーズ船　給気の 70％が別部屋から　循環型　多くのビルも採用」

どこの国でも感染が確認された数より遙かに多いからです。あくまで、実際の感染者のうち、PCR 検査で陽性となって感染していると確認された数に過ぎません。つまり、検査をたくさんすれば、より多くの感染が確認されるのは当然のことです。

日本の検査数が異常に少ないことは本書上巻でも指摘しましたが、2 月頃から、それを訝る声が上がっていました。東京オリンピックを開催させるために故意に検査を実施していないのではないかという疑いです。上巻 83 ページの PCR 検査の世界比較のグラフを見ても、諸外国が 3 月 21 日ごろから急激に検査数を増加させているのに対し、日本は全く増やす意欲を汲み取れません。欧米の経済制裁で苦しむイランでさえ、5 月 27 日の段階で日本の 4.57 倍も実施していることは、経済力の問題ではなく、国の政策で検査を抑えているとしか思われないのです。

事実、西村康稔経済再生担当大臣は、「PCR 検査を増やせば感染者数が増えてしまうからできない」と語るに落ちる発言をしました。トランプ大統領が「PCR 検査を沢山するから感染確認者が増えてしまう。だから、検査を遅らせろ」と発言したのと、同工異曲です。どちらも 6 月初めの発言ですが、大きな違いがあります。トランプ大統領の「PCR 検査を沢山するから感染確認者が増える」は事実に合った正しい言い方です。しかし、西村大臣の「PCR 検査を増やせば感染者が増える」は正しく有りません。PCR 検査を増やしても感染者の数は変わりません。感染が確認された人数が増えるだけです。

ところが、日本は、感染確認者を感染者と呼んでいるので誤解が生じるのです。7月2日に東京都の感染者が107名と発表され、翌日の7月3日には124名になったということで、マスコミが騒ぎ立てました。どのテレビ局も判を押したように同じ内容で、5月2日以降最多の感染者数で再び感染が拡大したのではないかという報道をしました。しかしながら、上述のように、実際の感染者が増えることと、PCR検査の結果、感染確認者が増えることは同じではありません。陽性率（検査数に対して、陽性と判定される件数の割合）が一定であれば、PCR検査の件数を増やせば増やすほど感染確認者が増えるのは当然のことです。7月3日の場合も、「夜の街」関係の百数十人に対してPCR検査をした結果、58人（約47%）が陽性と判定された結果増えたように見える訳です。都民を無作為に検査しているのではなく、感染の疑いが濃い人達を重点的に検査しているので、数値的には高くなると推定されます。その上、PCR検査を何件実施したのか、陽性率はどれくらいかはマスコミはほとんど報道しないので、感染確認者数のみが発表されると、感染者が増えたと誤解されるのです。

より重要なのは「陽性率」の方ですが、日本の場合は、PCR検査が異常に少ない上に、作為的とも言いうる形で検査対象を絞っているので、諸外国のように、希望者を広範に検査している国々と比べると、陽性率自体も、科学的に感染状況を正しく反映しているとは言えない状況にあると判断します。特に、東京都の場合、土・日・月曜日は、いつも公表される感染者数が減るのは、保健所や検査機関の都合で、土日は、検査が実施される件数自体が減るからです。それを土日月は感染者が減るなどと理解したら間違いです。

なお、7月以降の感染拡大では、20代・30代・夜の街関係の感染確認者が多いことで、「若者」や「夜の街」が悪者とされ、行動の自粛をするように政治家やマスコミによって再び呼び掛けられています。

しかし、冷静に考えれば分かることですが、「夜の街」の関係者を重点的に検査したので、「夜の街」の従業員の大多数を占める20代・30代の若い人から感染が確認されたということに過ぎません。20代・30代の若い人達が「夜の街」で遊び回っているからだというのは誤解で、金回りから言っても、「夜の街」の利用者は、40代・50代・60代以上の人も多い、あるいは、それらの年代の人の方が多いはずです。一方、「夜の街」の従業員は20代・30代の人の方が多く、接待を通して入れ替わり立ち替わり訪れる多くの客と接触するので、感染するリスクも高い訳です。

ですから、「夜の街」での感染を防止したければ、「夜の街」に勤める全従業員に対して、完全な休業補償を国が行い、経営者の家賃などの補償も行い、新型コロナウイルスによる感染症が最終的に終息するまで、「夜の街」を完全に休業状態に置かなければならないのです。現行の緊急事態法では、そうした補償が出来ないところに問題があるのです。

ところで、岩手県では、コロナ禍が始まって半年経っても、感染者が0とされてきましたが、7月29日に遂に感染確認者第一号が出ました。感染者のうち4割は無症状感染者だとするＷＨＯの見解もあり、実際には、それまでにも岩手県でも無症状感染者は存在していた可能性があります。ただ、岩手県の医療関係者100名以上に抗体検査したところ、陽性は0だったということなので、実際に感染者がいたとしても極めて少なかったことが推測されます。

岩手県在住の妹からの話では、スペイン風邪の時も、岩手県は第一波では、感染者は0だったそうで、北上山地からの空っ風が空気を浄化し、換気が良いからだという説もあるそうです。実際、朝日新聞グローブの「コロナで地球が健康に」の記事では、「大気のきれい度の高さを示す指数・全国平均」(ウェザーニュース提供)の日本地図に依れば、岩手県の大気のきれい度は全国一であって、その説を裏付けるようです(朝日新聞「Glove」232号、2020年8月2日、9頁)。

さらに、岩手県は北海道に継ぐ広い面積を持ち、人口密度が低いことも関係あるかも知れません。ただ、そうした中で、感染第一号になることを県民が恐れ、達増拓也知事が、第一号は不名誉なことでも何でもないから心配は要らないと呼びかけているという記事が朝日新聞に載っていました(7月2日夕刊)。

残念なことに、岩手県でも、第一号が確認されると、一部のネット等で誹謗中傷が起きたようです。他の県でも、感染確認者が出た家に卵を投げつけたり、その家の両隣が境界をビニールシートで覆ってしまい、居たたまれなくなった住人が引っ越しせざるを得ない事態も生まれているとのことです。自分が逆のことをされたらどれだけ辛いかを考えて欲しいと思います。いくら気をつけていてもエアロゾル感染(空気感染)は、誰にも起こりうるのですから、非難や差別は見当違いです。イタリアやフランスのように、感染した人を暖かく見守る心が求められています。

4　PCR 検査（LAMP 法やスマートアンプ法を含む）を国民全員に実施することの必要性・緊急性について

中国は、2020 年 6 月 23 日に、現在までの PCR 検査数は、合計 9000 万件を超え、今後は、1 日 370 万件検査できる能力を整えたと発表しました。中国から来ていた留学生で現在帰国している教え子の話では、中国では、ある都市で、1 人でも感染確認者が出れば、その都市の住民全員に PCR 検査を実施するそうです。一方、日本は、未だにクラスターが発生した時の小規模な検査に限定されています。また厚生労働省 HP によれば、6 月 29 日現在次の通りです。

【PCR 検査の実施件数】2 月 18 日～6 月 26 日までの国内（国立感染症研究所、検疫所、地方衛生研究所・保健所等）における PCR 検査の実施件数は、65 万 5421 件。国内における新型コロナウイルスに係る PCR 検査の 1 日あたりの最大能力（6 月 26 日時点）で、1 日に 2 万 9687 件です。中国の検査実数は日本の 137.3 倍、1 日当たりの検査能力は同じく 124.6 倍。現在の中国の人口は、14 億 3958 万人、日本は 1 億 2646 万人ですから、人口比でならしても、中国の検査実数は日本の 11.4 倍、実績で 12.0 倍。検査能力で 10.9 倍もあります。若し、日本が中国並みの検査能力を持っているならば、1 日に 30 万人の検査が出来るはずです。

つまり、日本の総人口を割れば、420 日（1 年 2 カ月）で、全国民のPCR検査が完了するはずです。日本が本気でPCR検査を1日30万件体制に変えるならば、準備に2カ月〜4カ月掛かっても、1年半後の2021年12月までには、日本国民全員へのPCR検査は終了し、ソーシャル・ディスタンシングなどの「新しい生活様式」を取る必要がなくなり、学校教育も、企業活動も、小売りも、旅行・観光・宿泊も、芸術活動やスポーツも、すべて正常化するでしょう。さらに、1日40万件ならば、315日（10カ月半）で2021年10月頃、さらに、1日50万件ならば、252日（8.4カ月）で、東京オリンピック開催（開催は微妙ですが）までに終了しているでしょう。

現在、世界各国がワクチン開発にしのぎを削っていますが、1年程度で実効性があるワクチンが開発されるかどうかは不確実です。そのうえ、仮に出来たとしても、国民全員に接種するには、さらに何カ月も掛かります。ワクチンは、その有効性が本当に実証されるまでには、何年も掛かるのは必至です。

それよりも、PCR検査は既に有効性が確認されているのですから、そちらに懸ける方が賢明だと考えます。PCR検査と言うと、精度が70％程度で良くないとか、擬陽性、擬陰性の判定が出て来て、間違った対応をするとかいう意見がすぐに出て来ますが、複数回の実施で精度は向上します（例えば連続3回で97％まで向上）。

また、本書上巻で既に指摘したように、長崎大学とキャノンメディカルシステムズが共同開発した装置は、精度の良いLAMP法で、陽性は90％、陰性は100％の精度が国立感染研から認められた優れた装置で、現在6時間掛かる検査が40分で出来ます。その上、重量も1.9キロで持ち運び可能です。この装置を、学校や職場での健康診断で使用すれば、検査効率は大幅に向上するでしょう。

なお、PCR検査の全自動検査機器は千葉県松戸市の精密機器メーカー「プレシジョン・システム・サイエンス（ＰＳＳ）社」と仏エリテック社の共同開発したものがあります。この機器では、技師の手作業に頼る通常のＰＣＲ検査では５～６時間かかるものが、検体と試薬が入ったカートリッジをセットするだけで平均２時間弱で検査結果が出て、検査員が感染する恐れもありません。同時検査の検体数が8、12、24、96の４種類あり、800万～2000万円です。2015年から、仏・独・伊・米などを中心に50数カ国の医療現場で500台以上が使用されていますが、日本では１台も使用されていませんでした。2020年６月にやっと保険適用になり、８月３日から販売が開始されましたが、厚労省には積極的導入の姿勢はありません。日本メーカーが国内で製造し、世界各国で活躍している全自動ＰＣＲ検査機器の導入に厚労省が消極的なのは残念なことです。

また、日本では、発熱などの症状があり、医師からの推薦があれば、PCR検査を保険適用で実質無料で受けられます（診療報酬、初診料点数288で2880円。三割負担で860円は必要です）が、未だに症状がない場合は保険が適用されないので、検査を受けたければ民間の診療所で検査を受けるしか有りません。その場合、２万円から４万円も取られるので、誰もよほどのことがないと検査を受けません。

なぜ、それほど掛かるかというと、厚労省がPCR検査代を健康保険で1800点、1万8000円と設定しているからです。初診料と合わせると、1回の検査に2万880円も掛かっていることになります。これは、他国と比べ、異常に高い料金です。日本では、国民の利益よりも、検査会社や医療機関の利益の方が優先されるからです。1万8000円のうち、7割から8割（平均1万2000円）は、検査会社の利益になり、診療所には、一割から二割（1800円から3600円）しか入りません。その上、検体を取る容器代や検査会社への輸送費用は、診療所の負担です。それで、民間の診療所は利益を出すために、2000円から2万円程度上積みするので、最低2万円から4万円程度掛かるのです。本当に愚かなことです。

日本で、PCR検査代を下げるためには、保険適用を止めて、国が検査料を無料にして、日本中どこで検査しても、無症状感染者でも、お金が掛からないようにすべきです。現在、実質2万880円掛かっている経費は、保険適用を止めれば、実費で済むようになり、試薬代が1000円、その他の経費を入れても2000円も掛からないはずです。保険適用を外して無料にした方が、負担は10分の1で済むのです。

本書で、PCR検査の必要性を訴えているのは、無症状感染者を見つけ出し、専門の施設や病院へ入ってもらうことで、無症状感染者からの感染拡大を阻止するためです。現在、日本では、未だに症状がある人でないと、PCR検査を受けられません。しかし、発熱や咳・くしゃみなどの症状が出た人よりも、そうした症状が出ていない無症状感染者の出すエアロゾルで感染する恐れの方が、感染力の強さから言っても遙かに大きいのです。

それは、無症状感染者が発症する２～３日前の感染力が最も大きいということが既に明らかにされているからです。ＷＨＯは、その無症状感染者が、全ての感染者の４割は居ることを指摘しています。

ですから、症状が無い人でも感染している可能性が大きい訳なので、症状がある人しか検査を受けさせない日本の方針は間違っています。現在、PCR 検査の結果、感染経路が不明な人が半数程度、毎日報告されています。これらの人の感染経路が不明なのは、その多くが、無症状感染者との何らかの接触で、大半は、相手が無症状感染者と気がつかずに、その人が呼気から出すエアロゾルを吸い込んで感染しているためと推測されます。

以上のことから、無症状感染者の割り出しのためには、症状の有無に拘わらず、国民全員への PCR 検査が必要なのです。

5　感染者が退院後も後遺症に苦しむのは何故か

10 代、20 代の若さで、新型コロナに感染後、PCR 検査が陰性になり、退院したのに、発熱・頭痛・倦怠感・息苦しさ・無気力などの後遺症で苦しむ人の存在が注目されています。

幾つかの可能性がありますが、一つの可能性として、症状が感染入院時の症状とほとんど変わらないため、PCR 検査は陰性と出ても、実際には完全に治癒してなくて、PCR 検査によるウイルス検出が不十分で、陰性となってしまっている状態ではないかと推測します。PCR 検査の結果が正しくないとすると、検査の精度を問題とする人は、それ見たことかと言いそうです。しかしながら、これは、PCR 検査の装置自体の精度が悪いのでは無く、検体の取り方に問題があるのだと考えます。

上巻の第一章第四節「エアロゾル感染（空気感染）の仕組みに関する考察」で論じたように、「感染の第二段階」は、無症状感染の時期で、新型コロナウイルスは、鼻や喉の粘膜に吸着され、奥には進めず、鼻や喉の中だけで、ウイルスが増殖します。

子どもの場合、感染しても重篤化しにくいと言われるのは、子どもは鼻などの分泌物が多く、ウイルスを吸着してしまう力が強いことが大きな理由では無いかと推測します。子どもの時は、よく鼻をかんだりする頻度が多く、中には鼻汁を垂らしたりする子もいますが、大人になると、鼻からの分泌物が減って、鼻をかむ機会も減り、まして鼻を垂らす人などは滅多にいなくなることがそれを示しています。言葉を換えれば、子どもは鼻がウイルスの侵入を防ぐフィルターの役目をよく果たしているので、感染確認者も少なく、その結果、重篤者も相対的に僅少であるということだと判断します。

いずれにしても、無症状感染者は、鼻や喉といった上気道にはウイルスが沢山存在し、呼吸と共に、呼気を通して、多くのウイルスが排出されます。従って、そのときにPCR検査をすれば、当然、陽性となります。本書で何度も主張している無症状感染者を割り出す為、片っ端からPCR検査を行い、国民全体の感染状況を調べ、陽性者を病院等へ収容し、陰性者には、通常の活動を認めるべきだというのは、まさに、そうした新型コロナウイルスの特性を踏まえたものです。

一方、現在の日本では、相変わらず、高熱・咳・くしゃみなどの症状がないと、原則としてPCR検査を受けさせてもらえません。症状が出てからも、しばらくの間は、ウイルスを呼気としてかなり排出しているので、PCR検査を行えば、鼻や口、喉などの上気道の検査でも、陽性反応は出ます。

ところで、症状が進み、気管支や肺でのウイルスの活動が中心となってくると、上気道でのウイルスの活動は勢いが無くなってきます。肺炎症状が顕著な時期は、呼気から排出されるウイルス量は、無症状感染時や軽症段階よりも、かえって少なくなります。そのため、肺炎症状が落ち着いてきた段階で、綿棒による鼻奥の拭い液や、口中の唾液という上気道でのPCR検査を実施しても、ウイルス量がかなり減少しているために、陰性という結果が出て来てしまうのだと推測します。それは、暫く時間を置いて実施しても同様であって、2回陰性なら退院できるので、患者本人も、その結果を喜んで退院してしまうのです。

しかしながら、退院時のPCR検査は陰性でも、それは、上気道でのウイルスの活動が低調になったということを示すに過ぎず、実際には下気道ではウイルスがまだ活動している時期なので、退院して、施薬等の治療が終了してしまえば、退院後、再び、下気道でのウイルスの活動が活発になって、新型コロナウイルス感染症としての症状がぶり返すので、発熱・頭痛・倦怠感・息苦しさ・無気力などの症状で苦しむと推測されます。それを、既に治癒したはずなのにという意識から後遺症と言っているのであって、実際は後遺症ではなく、まだ完治していないということに過ぎないと推定されます。

つまり、退院時に、上気道でのPCR検査を行っても、正しい判定とならないことがあるということです。実際、神奈川県立足柄上病院では、陽性だった患者に治療を施し、容態も改善したため、PCR検査を2回行い2回とも陰性だったので治癒したと判断し、居室を大部屋に移動させたところ、その大部屋の入院患者に新型コロナが感染してしまい、クラスターを発生する事態になりました。PCR検査は陰性でも、その患者の呼気からはエアロゾルとしてウイルスが排出され続けていた訳で、下気道では炎症が続いていたことが推測されるのです。

それでは、退院時に下気道のウイルス検査をすればよいではないかという議論になると思います。下気道（但し気管支）からカテーテルを使って吸引する検査方法もあるようですが、それは、自分で呼吸をすることが出来ずに、人工呼吸器を付けた場合を想定しているようです。人工呼吸器が付いていれば、完治したなどとは到底言えない状態ですから、退院の可否を判断するためのPCR検査としては使用できません。結局、上気道でのPCR検査では、下気道での状況を正しく判定できない恐れが有るのではないかと考えます。

6　新型コロナに感染していることを上気道・下気道を問わずに判定できる可能性を秘めたPCR検査法の提案

PCR検査法は、綿棒による鼻奥や喉の拭い液や唾液、あるいは痰を採取し、ウイルスの遺伝子を増幅して、陽性か陰性かを判定する方法です。この方法は、上述したように、上気道でのウイルスの活動が活発な時は有効ですが、ウイルスの活動が下気道に移ると、上気道でのウイルス量が減少し、正しく判定することが難しくなります。そこで、上気道でも下気道でも、どちらでも判定が可能なPCR検査法を考えてみました。

前提としては、本書上巻で詳述しましたように、新型コロナウイルスはエアロゾル感染が主な感染経路だという点にあります。エアロゾル感染は、症状のあるなしに拘わらず、感染者の呼気に含まれるウイルスを、周囲の人が呼吸で吸い込むことによって起こります。感染者の呼気に含まれるウイルス量は、無症状感染者から症状が出始める2～3日前が最も多いことは、再三述べている通りですが、咳などの症状が出始めた後からも、量は減るものも、無くなる訳ではありません。特に、下気道に炎症が移れば、呼気としては、肺や気管支からのウイルスが、それなりの量があっても、感染者からのウイルス排出は、鼻を通さずに口から直接外部に排出されるようになります。鼻は主に外気を吸い込むのに使われます。その結果、鼻での炎症が収まっていれば、いくら鼻の奥を綿棒で拭っても、ウイルスをほとんど採取することは出来ないのです。

唾液は口の中にあるので、ウイルスが口の中を通過する時に、ある程度唾液の中に溶け込みますが、多くのウイルスは、そのまま呼気として排出されてしまいます。それ故、唾液によるPCR検査は、下気道に炎症が移った段階において、鼻の奥を綿棒で拭う方法よりは効果がありますが、万全な方法ではありません。これらのために、PCR検査の精度は70%だという汚名を着せられてきたのだと考えます。検査機器に問題があるのではなく、検体の採取法に問題があったのです。

では、どうすれば良いかというと、感染者の呼気は、エアロゾルの形で排出され、その中に新型コロナのウイルスが含まれるのですから、呼気を集めてしまえば、良い訳です。ここで提案したいのは、次の方法です。

1　清浄な試験管にPCR検査の試薬を3から4センチの高さに入れます。穴あきコルク栓（穴あきゴム栓、穴あきシリコンゴム栓）を利用し、試験管の底まで届く長さの清浄なストローを通します。なお、穴あきゴム栓には、排気孔を設け、綿などをフィルターとして詰め、排気出来るようにします。ストローで呼気を吹き込むことで高まる試験管内の空気圧を下げて調整するためです。

2　受検者は、ストローを口にしっかり銜（くわ）え、受検者が無症状の場合は、鼻で吸気して吸い込んだ空気を漏れないようにストローに吹き込みます。一度吹き込むだけでなく、試薬が泡立つように何度も繰り返し、最低1分は続けます。また、受検者が高熱や咳等が既にある場合は、深呼吸をしながら、肺の奥から吐き出すように、呼気をストローに吹き込みます。この場合も、一度吹き込むだけでなく、試薬が泡立つように何度も繰り返し、出来れば1分から2分は続けます。

3　もし無症状の受検者が感染していれば、鼻腔から喉で増殖しているウイルスが呼気の中に沢山含まれているはずなので、試験管の中に吹き込まれ、試薬が泡立てられることで、ウイルスが多数含まれる溶液が出来ることになります。また、泡で攪拌されるので、溶液の何処を採っても検査が可能な均質化した溶液と言えます。一方、既に症状を発している場合や、治療を受けて回復したかどうかを調べるための PCR 検査の場合は、ウイルス量は上気道の場合よりも少なくても、やはり呼気の中に含まれているはずなので、肺や気管支から排出されたウイルスが含まれる溶液を作ることができます。従来の PCR 検査では、下気道からのウイルスを採取することが難しかった訳ですが、この方法では、下気道からもウイルスを採取できるので、完治して退院許可を出して良いかの判定に使えると思われます。

4　3で採取した試験管の溶液は、従来の PCR 検査と同様の方法で以下、判定できます。なお、再三指摘しているように、長崎大学とキャノンメディカルシステムズが共同開発した検査機器を使えば、検査時間も 40 分で済み、精度も陽性 90%、陰性 100%と高いので、ぜひそれを使ってほしいと思います。

5　検査に使用した水溶液は、BSL3 施設等で廃液を滅菌するのに使う高圧滅菌器（オートクレーブ）で 125 度で一定時間煮沸すれば、ウイルスは不活化するので、そのまま下水に排出しても大丈夫です。

6　ストローやコルク栓（ゴム栓・シリコンゴム栓）は、その度に取り替え廃棄します。試験管は再利用せず、感染防止のために、プラスティック製の試験管を使い捨てにし、毎回新調すべきでしょう。勿論、使用済み器具は、オートクレーブで滅菌後、廃棄処分すべきです。

7　検査に関わる人は、勿論、厳重な防護服の着用が必要で、BSL3（P 3）の試験室で行うべきでしょう。

8　感染を防ぐために、1から3は、戸外にテント等を張って、机に置いた試験管立てを使い、受検者が椅子に座って行うのが推奨されます。

PCR検査の専門家が、この方法が本当に可能かどうか検証してくださることを望みます。

なお、採取する試験管の溶液を最初からウイルス溶解液にしておけば、ウイルスはすぐに不活化するので、感染の恐れはなくなり、通常の検査室で、防護服なしに検査できます。たとえば、神奈川県の県衛生研究所と理化学研究所が共同開発したスマートアンプ法を利用した検査機器であれば、採取したその場で検査が出来、1時間ほどで結果が出ます。

7　新型コロナの「SARS-CoV-2」の名称は、サーズウイルスの「SARS-CoV」と紛らわしいので変更すべきでは

医学書や医学論文を見ると、新型コロナウイルスの学術名として「SARS-CoV-2」の名称がよく出て来ます。これは、このウイルスが出現した時に、電子顕微鏡写真が、サーズウイルス「SARS-CoV」と形や構造が極めてよく似ていて区別がつかなかったので、その変種であろうと推測されたことが理由のようです。国際ウイルス分類委員会は、そのため、「SARS-CoV」の近縁であることを示す「SARS-CoV-2」（SARS近縁コロナウイルス2）と命名した訳です。

ところが、その後、新型コロナウイルスは、サーズウイルスとはその性質が全くことなることが分かって来ました。WHO が最初命名した「2019-nCoV」(2019 新型コロナウイルス)の方がその性質に合致した適切な命名だったのです。無症状感染者の発症２～３日前の感染力が一番強いなどという性質は、サーズウイルスには無かったもので、そもそも無症状感染者が多いと言うこと自体が、本書上巻でも指摘したように、サーズとは異なる新型コロナウイルスの特徴です。サーズはすぐに終息しましたが、新型コロナは、新たな様々な感染拡大の仕組みを内蔵していて、サーズとは異なる全く新しいウイルスなので、どんどん感染を拡大しています。

さらに、最近は、SARS の意味する呼吸器系感染症よりも、免疫暴走による血栓症の方が注目され、新型コロナ肺炎よりも、新型コロナ感染症という言い方のほうが多くなされるようになっています。見かけの類似ではなく、ウイルスの性質で分類するのが本来の分類法だと思います。「SARS-CoV-2」(SARS 近縁コロナウイルス 2) と言う呼び方は、鯨が魚と形がそっくりで、見掛けは区別が付かないので、古くから魚扁を付けて魚と分類されてきたようなものです。鯨も現在では、形ではなくその性質では乳類と分類されています。

また、現代は検索の時代ですが、インターネットの検索では、「SARS-CoV」の検索ワードで、「SARS-CoV-2」も出て来てしまい、新型コロナとサーズの検索上の区別が付きにくく紛らわしくなっています。

以上のような理由から、新型コロナのウイルス名は、

「SARS-CoV-2」（SARS 近縁コロナウイルス 2）の使用を止めて、WHO が命名した「2019-nCoV」（2019 新型コロナウイルス）の呼称を使うべきだと考えます。

8　ワクチン開発をめぐる疑問点

世界各国でワクチン開発競争が行われています。7 月 20 日の朝日新聞は、「ワクチン争奪　自国第一主義」を一面トップで伝えて、先進国間でのナショナリズムに懸念を表明しました[注4]。その記事を見て不可解だったのは、米・英・独・仏とも、自国のワクチン開発に先ず支援や出費を行い、自国の医薬品開発を保護・育成しているのに対し、日本は、自国で開発しているにも拘わらず、ワクチン確保をアメリカやイギリスの会社と交渉、協議している点です。

日本でも自国で独自のワクチンを開発しているのは、アンジェス社・大阪大、塩野義製薬（子会社 UMN ファーマ）、第一三共、KM バイオロジクス、アイロムグループの ID ファーマ、田辺三菱製薬、Rmic と慶応大などがあります。それなのに、日本政府は、オックスフォード大とアストラゼネカが開発しているワクチンの日本への供給に向け、同社と具体的な協議を進めることで合意したということです。なんとも不思議な話ではありませんか。何時から、日本政府は、自国の医薬品より、外国の医薬品を優先する方向に変わってしまったのでしょうか。

アストラゼネカなどの海外企業が日本政府に対し、コロナウイルス用ワクチンで健康被害が出た場合、その訴訟費用や賠

注 4　朝日新聞 2020 年 7 月 20 日朝刊。一面

償金などの損害補償を日本政府に肩代わりするよう要求し、日本政府はそれを受け、法案の検討に入ったことが報じられました（『毎日新聞』2020年7月22日「コロナワクチン健康被害、国が賠償肩代わり　政府、法整備検討　海外製薬要請」）。海外製ワクチンで健康被害が出たとき、日本国民の税金で損害の穴埋めをすることになり、海外の巨大製薬会社が、日本政府を牛耳っている構図が伺われます。

上巻でも述べた、アメリカでエボラ出血熱として開発されたレムデシベルは、副作用の多さや危険性が指摘されているにも拘わらず、申請から僅か3日で、日本は世界で初めて正式承認しました。一方、日本産のアビガンは、有効性が様々報告されているのに、5月中の承認という言葉が反故にされ、何だかだと理由付けされ、未だに承認されていません。なんとも不可解なことです。

イギリス製のワクチンの効果があるという保証は何もないのに、その確保のため、弁護士を含めた交渉団まで造るというのは異常です。もし効果が無くても、そうした契約を結んでいれば、お金だけは払うような事態になり、相当の損失を日本は蒙りかねません。そして、穴埋めは国民の税金からなされるのです。まして、イギリスのアストラゼネカが開発しているワクチンは、臨床試験で、70％に頭痛や発熱という副作用が報告されています。

さらにアストラゼネカは9月8日に試験者1名に深刻な副作用が見られたのでワクチン開発研究を一時停止すると発表しました。同社のパスカル・ソリオCEOは9月9日に、「英国人女性は、横断性脊髄炎という極めて珍しくかつ深刻な脊髄の炎症性疾患」と報告し、同社の臨床試験は7月下旬にも神経障害（最初は横断性脊髄炎、後に多発性硬化症と診断）のため一時中断されたことがあったことを明らかにしました。医療情報専門のニュースサイトSTATは、「アストラゼネカの試験停止に関する公式声明は詳細が疎かで、臨床試験中止が今回で2回目であるのに、7月の中止を公式に発表しなかった」と非難しました。

日本政府はワクチンを外国企業の開発に頼る前に、日本で開発中のワクチンに対して、もっと多くの支援・出費をすべきでないでしょうか。

また、抗体依存性感染増強（ADE）という問題もあります。ワクチンで抗体が出来ますが、本来、ウイルスなどから体を守るはずの抗体が、免疫細胞などへのウイルスの感染を促進し、ウイルスに感染した免疫細胞が暴走し、かえって症状を悪化させてしまう現象です。実際に、今までもワクチン接種では、常にそれが問題となってきました。だからこそ、慎重を期して、ワクチン開発は2～3年掛かるのが当たり前だったのです。

今回、どの国も短期間で成果を得ようと夢中になっているので、十分な臨床試験がなされない危険性もあります。また、新型コロナがこれだけ多くの感染確認者を出したので、早くワクチンを開発して、世界の市場を席巻してしまおうとする世界の製薬会社の企業論理が前面に現れています。製薬会社には莫大な利益が結びついているからです。

5月のWHO総会では、新型コロナのワクチンや治療薬の特許権に制限を設け、より安く供給することへの協調を目指す決議が採択されました。また、特許権やデータを自主的に開放して中低所得国へ使ってもらう枠組みも発足し、約40カ国が賛同しています。日本政府も、国際機関が特許を管理する「特許権プール構想」をG7で提唱したそうです[注5]。その中身は、①G7の政府などが資金を拠出して国際基金を作る、②その国際基金は色々な製薬メーカーから途上国向けの特許の実施権を買い上げる、③それに基づき後発薬メーカーなどに治療薬やワクチンを製造してもらう、④製造された治療薬やワクチンを途上国に無償または廉価で提供する、ということのようです[注6]。

ただ、G7が中心となるのは、他の多数の国々（中国・ロシア・スペイン・スウェーデン・ブラジル・ベルギー・タイ・アルゼンチン・ナイジェリア・エジプトなど）が開発しているワクチンを阻害する感じもして問題があります。やはり、WHOが中心となるべきでしょう。

8月24日に香港大学は、3月26日に新型コロナ感染症に罹り、その後回復し陰性になって4月14日退院した33歳の男性が、4カ月後にイギリス・スペインを旅行した後、8月15日に香港の空港での検査で再び感染が確認されたということで、二度の感染確認は世界で初めてだと発表しました[注7]。今まで日本でも、大阪府の女性が退院後再び感染が確認されたこともありますが、一部変異したウイルスに感染したことが確認された

注5　朝日新聞。同上。二面「特許権、安価な普及に壁」

注6　論座　荒井寿光「パンデミック対策の鍵を握る医薬品の『特許権プール』構想」2020年6月5日

注7　2020年8月25日、NHK「おはよう日本」の朝のニュース、その他多くの放送局で放送。

という意味で世界初と言っているようです。発表では、抗体が4カ月の間に少なくなって、感染を防げなかったと指摘しています。

抗体の減少が原因かウイルスの変異が原因かまだはっきりしない面もありますが、いずれにしても、この事実は、仮にワクチンができても、抗体がすぐに消えてしまいワクチンの有効期間が短い恐れがあることや、ウイルスが変異していれば効かない可能性も示しています。ワクチンが出来れば、コロナ問題はすべて解決するかのような甘い見通しは見直すべきです。

なお、日本や中国南部、韓国など東アジアの人々の多くは、既に祖先からの遺伝子によって新型コロナへの免疫力を持っている可能性もあります。その点については、次の七章で論じたいと思います。

補注　2020年9月22日（日本時間）にWHOは、ワクチンを途上国に優先的に供給する取り組みであるワクチン共同利用（COVAXファシリティー）に世界の156カ国（人口で64%）が参加すると発表しました。日本は172億円を拠出し参加しますが、アメリカ、ロシア、中国は参加していません。その後、10月9日に中国は参加したと公表し、参加国数も170に増えました。

第七章　なぜ東アジアは、感染確認者数・死者数が少ないのか？

はじめに

日本をはじめ、中国・台湾・韓国等の東アジアの感染確認者数・死亡数がどちらも欧米諸国と比べると相対的に少ない印象を受けます。これは誰もが疑問に思う点で、例えば米国では、2020年3月29日のワシントンポスト紙は、日本で感染者数や死亡者数が少ない点について、「日本は挨拶を握手やハグなど身体の接触を伴わずに行い、マスクを着用する文化があり、一人暮らしの老人が多いこと、さらには、検査が少な過ぎて感染の実態を反映していない可能性がある」と指摘しています。4月1日には、イスラエルも、「アジアで、感染者数が少ないのはマスク着用の習慣があるからで、イスラエルでもマスクを着用させる」と言っています。

マスク着用の予防効果については、再三指摘してきた通りで、それが感染者数を減らしている可能性は大きいと考えられます。また、特に日本では、PCR検査数が異常に少なく、そのため感染確認者数が見かけ上少なく見える理由であることも、ほぼ確かでしょう。しかし、検査は中国や韓国では、非常に多数実施されており、検査数の少なさだけでは、検査数が多い中国や韓国でも感染者数が相対的に少ないことをうまく説明出来ません。また、検査数が日本で少ないと言っても、イタリアやアメリカ、イギリス、ブラジルのように、周囲で死者がバタバタと増えているという印象も未だありません。日本では自宅で靴を脱ぐからという説も、中国には当てはまりません。医療水準も、全般的に見れば、東アジア地域よりも、欧米の方が、医師数・看護師数・ICU 数などで優れていますので、医療水準の問題とも言えないようです。日本・中国・韓国などの東アジアしか該当しない何か理由があるはずです。そこで、なぜ東アジア地域の感染状況が欧米と異なるのか、その理由を考えてみました。

第一節　感染状態の把握と遺伝子との関わり

本章執筆のきっかけは、イタリアで急激に感染確認者が増大し、死者も爆発的に増えた2020年2月段階で、今まで、中国の武漢での感染の多さに目を奪われていましたが、それと比較しても、あまりにヨーロッパでの感染確認者と死者が多いので、何か民族的な相違を考慮しないと、説明が付かないのではないかと考え始めたことにあります。

後述するように、たまたま、2月にNHKが報道した番組で、稲作の広がりと感染症の関係、遺伝子の関わりを知り、遺伝子が関わっている可能性が高いと推測しました。そこで、東アジアと欧米の比較をするために、ジョンズ・ホプキンス大学健康安全センターのCOVID-19 map（https://coronavirus.jhu.edu/map.html）や国連人口部による世界人口統計（Countries in the world by population（2020）https://www.worldometers.info/world-population/population-by-country/）よる最新のデータを利用して、感染確定数（感染確認者数）、死亡数、治癒数を棒グラフで表してみました。作成は、桑野和可先生が担当しました。

最初の図1は、人口規模を無視して、単純に感染確定数の多い順に並べたものです。4月11日に作成し、さらに、ほぼ2カ月後の6月20日に図2を再度作成し、比べて見ました。

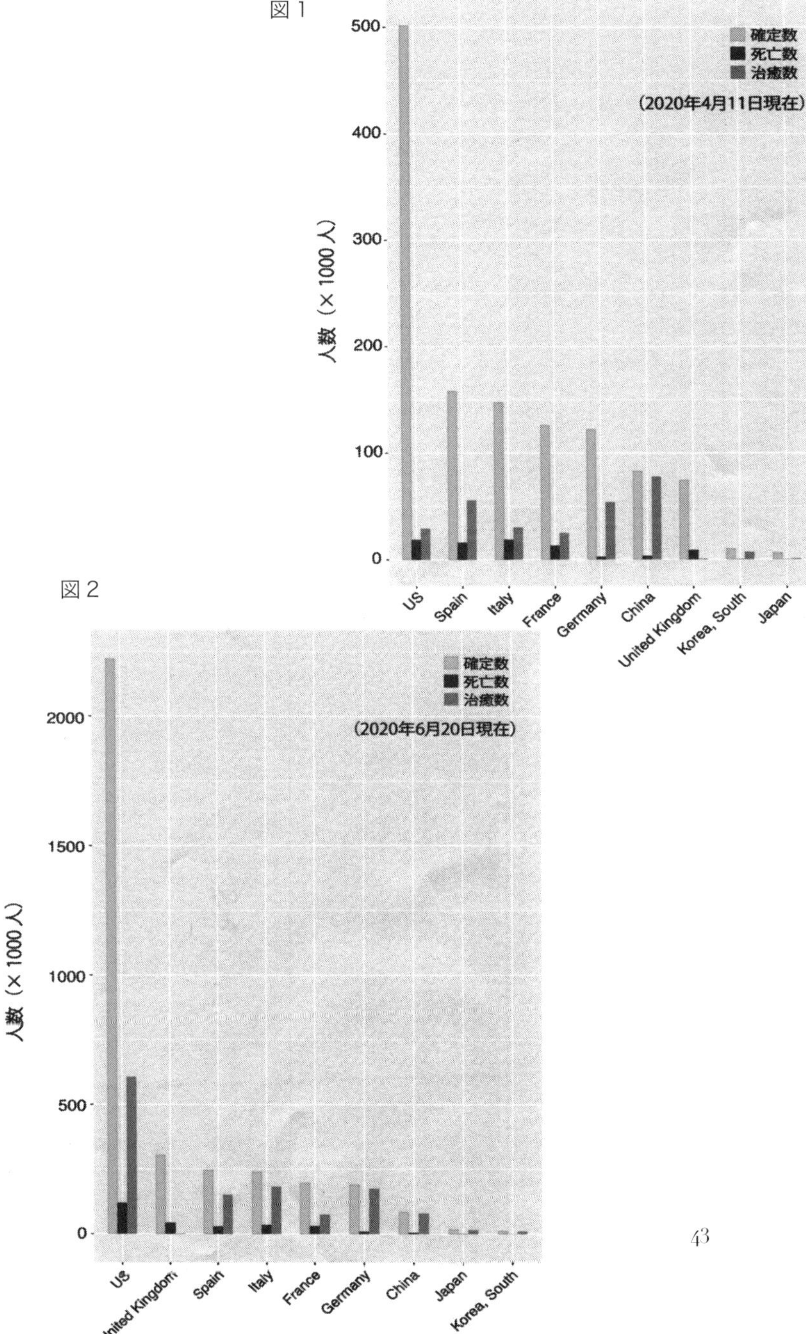
図1
500
400
300
200
100
0
人数（×1000人）
確定数
死亡数
治癒数
(2020年4月11日現在)
US
Spain
Italy
France
Germany
China
United Kingdom
Korea, South
Japan
図2
2000
1500
1000
500
0
人数（×1000人）
確定数
死亡数
治癒数
(2020年6月20日現在)
US
United Kingdom
Spain
Italy
France
Germany
China
Japan
Korea, South

図3

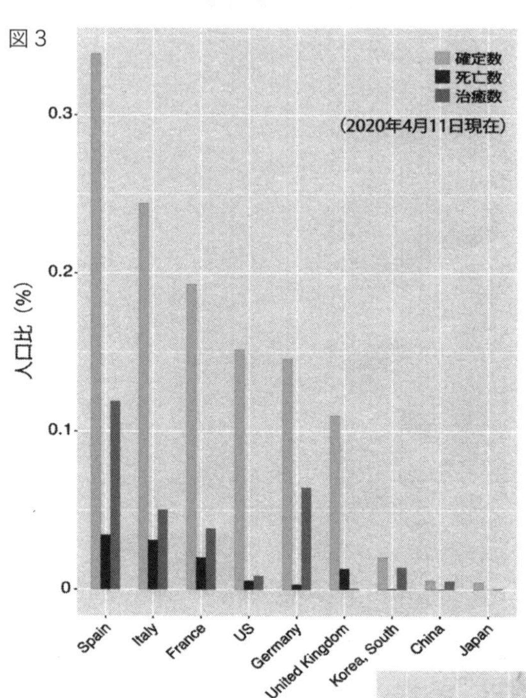

次の図3と図4は、人口規模の違を考慮して、最新の人口で、各国の感染者数を割って、同じ基準で比べたときの感染確定者数を多い順に並べたものです。

図4

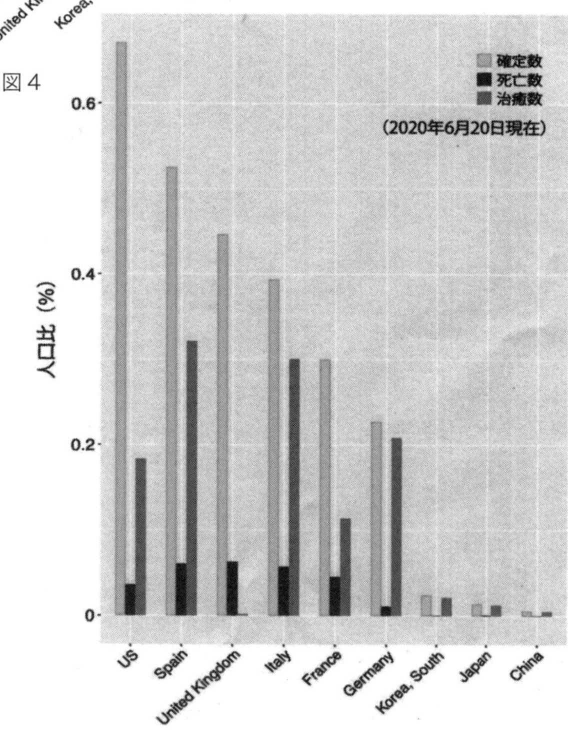

この棒グラフを見ると、中国は人口が多いので、実数で比較した場合、図1の4月11日段階では、韓国・日本より遙かに多く、図2の6月20日段階になっても、まだ日本・韓国よりも大分多いですが、人口比でいえば、図3を見ると、感染の程度は、4月11日段階では日本とほとんど変わらない状態になり、さらに図4の6月20日現在になると、日本より少なくなっています。韓国は、4月11日段階で感染確定者数、死者数共に人口比で日本より多かったのですが、6月20日現在では、感染確認者数は日本より多いですが、死者数は日本を下回っています。結局、4月から6月の2カ月の内に、日本では、感染確定数、死者数共に、中国・韓国より増加したということです。

それでも、4月11日段階での、欧米の感染確定数、死者数と比べると、明らかに韓国・中国・日本の東アジア3カ国が圧倒的に低くなっています。また、2カ月後の6月20日のグラフをみても、欧米諸国と比べて、韓国・日本・中国の東アジア3カ国の感染確定数・死者数共に、比較にならないほど少ないことは否定できない事実で、その傾向に変わりは見られません。上述のように、マスク着用の有無は、日本、中国、韓国などの東アジア諸国で、感染確認者数が少ない理由の一つと思われますが、死亡者数が少ない理由は、他にもありそうです。その有力な候補はやはり遺伝子だと推測します。

第二節　新型コロナと遺伝子の関係についての言及

そうこうしているうちに、2020年4月以降、だんだん新型コロナと遺伝子の関係について、言及する論が現れてきました。

たとえば、千葉大学の「ニュースリリース」(4月23日)、では、次のような指摘があります[注1]。

① 研究成果1：感染の広がり方には100倍程度の地域差

一般に世界の感染拡大は国ごとのPCR検査陽性者数の増加で報告されていますが、新型コロナ感染症では無症状の感染者が多くいることから、この数字は各国の検査の徹底度に影響されており、感染者数を正確には表していないと考えられます。(中略) 人口1億人あたりの1日の死亡者数は、世界の多くの国で感染拡大30日後にほぼ一定となり、その推定値（中央値）は西洋諸国（欧州、北米、オセアニアを含む）では1180人であるのに対し、中東では128人、ラテンアメリカでは97人、アジア（中東を除く）では7人でした。このように死亡者数から解析すると新型コロナ感染症の広がり方には、西洋とアジア地域では100倍程度の著しい地域差があります。地域差

注1 「十分なPCR検査の実施国では新型コロナの死亡率が低い　死亡者数からは、西洋とアジアでは感染の広がりは100倍違う」2020年4月21日 国立大学法人 千葉大学　www.chiba-u.ac.jp/general/publicity/press/files/2020/20200421covid19_PCR.pdf

の原因は、国の政策、高齢化の程度、BCG ワクチン接種を含む厚生制度、医療環境、そして国民性などによる影響が考えられますが、民族の遺伝的要因（遺伝子配列の違い）による可能性もあります。遺伝的要因の候補としては、ウイルスの細胞への侵入に関わる蛋白質や、ウイルスから体を守る蛋白質の遺伝子の民族による違いなどが考えられています。新型コロナとの関連について、この分野の今後の研究が必要です。

千葉大学の場合も、国の政策・BCG・医療環境・国民性の違い等の要因を挙げた上で、民族の遺伝的要因（遺伝子配列の違い）の可能性に触れています。遺伝子への注目はやはり意味がありそうです。他にも、複数の研究機関が共同研究を立ち上げました。

その一つが、次のものです。

② **慶應義塾大学・東京医科歯科大学・大阪大学・東京大学医科学研究所・国立研究開発法人国立国際医療研究センター・東京工業大学・北里大学・京都大学**は、感染症学、ウイルス学、分子遺伝学、ゲノム医学、計算科学を含む、異分野の専門家からなる共同研究グループ「**コロナ制圧タスクフォース－新型コロナウイルス感染症の遺伝学的知見に基づいたCOVID-19 粘膜免疫ワクチンの研究開発を促進－**」を立ち上げました[注2]。

注2　引用は、報道機関向けのプレスリリース（https://www.covid19-

この研究では新型コロナウイルス感染症で、日本人のCOVID-19の人口当たりの死亡者数が欧米諸国に比べ圧倒的に少ない点に注目し、重症感染者と軽症・無症状感染者を比較することで、日本人特有のCOVID-19重症化に関連する疾患感受性遺伝子の探索を行います。

日本をはじめとする東アジア諸国においても、COVID-19の蔓延は深刻な公衆衛生上・社会上の問題となっていますが、これに伴う死亡率は欧米諸国と比較して低く、国際的にも注目されています。その要因としては、高いマスク着用率と手指衛生遵守率、過去の類似ウイルス流行による潜在的獲得免疫の存在の可能性、BCG接種、特に日本の国民皆保険制度を基盤とする医療システムと医療水準などが指摘されていますが、人種間での遺伝学的な相違が関与する可能性が大きいのではないかと推測されています。

以上の説明から、このタスクフォースでも、日本をはじめとする東アジア諸国で、欧米と比べ、死亡率が低い要因として、高いマスク着用率・BCG接種・医療水準などを挙げた上で、人種間での遺伝学的な相違が関与する可能性が大きいのではないかと推測しています。

---

taskforce.jp/）に拠ります。但し、本文を一部省略しました。

第三節　新型コロナと下戸遺伝子の関係

以上の研究状況を踏まえ、過去の類似ウイルス流行による潜在的獲得免疫存在の可能性及び人種間での遺伝学的な相違という観点から、どういう遺伝子が関わって、日本をはじめとする東アジア諸国と欧米諸国との感染確認者数及び死者数の相違が生まれたのか、以下、考察してみたいと思います。

上述した2020年2月2日（ＢＳは2月22日）に放送された「NHKスペシャル食の起源第4集「酒」[注3]は、興味深い事実を伝えていました。要約すると、次のような内容です。

酒と人類の関係には、三つの大事件があった。第一の大事件は、1200万年前のアフリカ大陸で起きた。樹上生活をし、果物採集で暮らしていた人類や類人猿の祖先は、気候変動で果物が減ると、地上に落ちて自然発酵した果物を食するようになった。その果物の糖分は自然発酵しアルコールに変わり、危機から逃れるため、それを食した。多くの祖先は、アルコールに酩酊し、動物の餌食になったが、一部の祖先は、遺伝子が突然変異し、アルコール分解遺伝子が強力になった

その結果、発酵した果実を食べても酩酊することなく、栄

注3　2020年2月2日放送「NHKスペシャル　食の起源 第4集「酒」～飲みたくなるのは〝進化の宿命〟⁉～」。筆者はＢＳで閲覧。

養として摂取できるようになり、人類の祖先だけが生き延びて、数を増やすことが出来た。

第二の大事件は、1万2000年前に、中東のトルコで起きた。人類史上最古と言われる大規模な遺跡「ギョベックリ・テベ」の「神殿」らしき遺跡で、最大160リットルもある大きな石の器が発見され、表面から「シュウ酸塩」という小麦粉を発酵させたときに出来る物質が検出された。大神殿を建設するために貢献した人々に酒を振る舞った可能性が浮かび上がった。大量の酒は、神殿建設という大事業のために人々を団結させる役割がある。それは、アルコールによって理性の働きが弱められ、警戒心が薄れ、開放的になり、打ち解けやすくなるからだという。酒は、人と人を結びつけ、文明を築く原動力になったという。さらに、酒の不思議な力は、魔力と成って、人を酒の虜とする。アルコールが脳内でドーパミンという快楽物質を放出させ、興奮状態になり、暴走を止められず、人間は際限なく飲みたくなる動物に変身する。

第三の大事件は、6000年以前に、中国で、突然変異として、アセトアルデヒド分解遺伝子の働きが弱く、わざわざ酒に弱くなる人々が出現したことである。

中国の人類学者李輝氏は、この酒に弱い遺伝子（下戸遺伝子）を持つ人々は、東アジアに多く、稲作の広がりの分布と一致することを発見した。

何故、この両者が関係があるかと言うことには、様々な説がある。東京大学の太田弘樹教授は、稲作の広がりと共に、感染症が流行ったが、米で造った酒を呑んだ人々は、アセトアルデヒドが増える。その中で、アセトアルデヒド分解遺伝子が強い人、つまり酒に強い人は、アルデヒド脱水素酵素2＝ALDH2が作用してアセトアルデヒドを直ぐに分解してしまうが、アセトアルデヒド分解遺伝子の働きが悪い人、つまり酒に弱い人は、アセトアルデヒドが体内に長く残る。アセトアルデヒドは、猛毒であって、体にも悪いが、微生物などの感染症の原因となるものにも猛毒となる。その結果、酒に強い人は、感染症に冒され、酒に弱い人、つまり、アセトアルデヒド分解遺伝子の働きが悪い人々が生き残り、感染症に打ち勝って生き残ったという説である。即ち、我々の先祖は、酒の毒まで利用して病気から身を守るという切実な願いのために、わざわざ酒に弱くなる道を選んだのだという。やがて稲作の伝来と共に、酒に弱い遺伝子（下戸遺伝子）を持つ人々が日本にも伝来し、現在、日本人の4割が酒に弱い人々になったという。

下戸遺伝子が、感染症に強いという指摘は、とても魅力的です。そこで、この下戸遺伝子について、もっと詳しく調べてみたいと思います。人類学者原田勝二氏による次のような記事がありました。一部を抜粋します[注4]。

原田　ALDH2をつくる遺伝子には、酒に強い、いわゆる分

注4　アットホーム株式会社大学教授対談シリーズ　こだわりアカデミー「北海道・東北・九州・沖縄に酒豪が 中部・近畿に下戸が多いそのわけは…。酒の強さは遺伝子で決まる」（筑波大学社会医学系助教授　原田勝二氏　聞き手：アットホーム株式会社 代表取締役 松村文衛） 2000年5月号掲載。
なお、原田勝二：「アルコール代謝酵素の分類と多型─日本人における特異性、日本アルコール・薬物医学雑誌、36，85－106（2001）」を参照されたし。

解能力が高いとされるN型（ALDH2*1）と、突然変異で分解能力が低下したD型（ALDH2*2）があります。誰でも両親からいずれか一つずつを受け継ぐので、人間にはNN型、ND型、DD型の3パターンあることになります。NN型はアセトアルデヒドの分解が速く、たくさん飲める酒豪タイプ、ND型はそこそこ飲めるタイプです。そしてDD型は、体質的にほとんどアルコールを受けつけない、まさに下戸タイプです。……以前世界的に同様の調査をしたところ（中略）、コーカソイド人種（白人）やネグロイド人種（黒人）にはNN型の人しかおらず、D型の遺伝子を持っているのは日本人や中国人などのモンゴロイド人種だけということが分りました。このことが関係しているのではないかと考えています。

——最近、このALDH2遺伝子の型の割合を、都道府県別に調べられたそうですが。

原田　はい、北海道から沖縄まで五千名以上の日本人を対象に調べたところ（中略）、北海道、東北、九州、沖縄地方に酒豪遺伝子であるN型遺伝子の割合が多いことが分りました。特に秋田県が一番多く、次に鹿児島県と岩手県、逆に最も少ないのが三重県、次いで愛知県という結果になったのです。

前にも言ったように、D型はN型遺伝子の突然変異でアセトアルデヒドを分解する能力が低下したものなんです。ですから、そもそも当初人類にはN型しかなかった。そこに突然変異が起こり、D型ができた。おそらく2－3万年前にモンゴロイド人種の中で起こったことだと思います。そして、その人達が時代を経て増えていったのです。

――日本も大昔はNN型の人しかいなかった。そこへＤ型を持った人達がやってきたということなんでしょうか。

原田　そうではないかと思います。現在の日本人は、縄文人と弥生人の特徴を兼ね備えていると言われています。それに当てはめて考えると、恐らく縄文人のほとんどはＮ型遺伝子のみを持っており、とても酒に強かった。そして、縄文時代末期から海を渡って近畿、中部に多く移り住んだとされる弥生人によって、酒に弱いＤ型遺伝子がもたらされた。この歴史のために地域差がでたのではないかと思います。

太田博樹氏や原田勝二氏の説に拠れば、元々日本全国に住んでいた縄文人の中に、3000年位前に弥生人が中国南部の稲作地帯からやってきて、近畿地方を中心に住んで、下戸遺伝子（Ｄ型遺伝子）を広げたことになります[注5]。

注５　「渡来系弥生人の中国江南起源に関する人類学的研究」（中橋 孝博 九州大学大学院・比較社会文化研究科，教授 他）（科研、課題番号08041152）では、渡来系弥生人について、次のように述べています。
「北部九州から出土する弥生人骨を大陸からの渡来人、もしくはその遺伝的影響を受けた人々とする見解が定着しつつあるが、彼ら渡来人の源郷についてはいまだ不明点が多い。これまでは華北や朝鮮半島を候補地とする研究結果が発表されているが、その背景には人骨資料そのものが大陸北半でしか出土していないという問題が隠されており、人骨の空白地域であった江南地方は、永く論議の対象から外されていた。しかし同地方は稲作をはじめとして、考古、人類、民俗など各分野で古代日本との関係が指摘されているので、平成８年度から10年度にかけて、まずこの地域の古人骨資料の探索を行い、人類学的な検討を加えた。
　その結果、まず新石器時代のウトン遺跡から出土した人骨（51体）については、同時代の華北集団とも、また日本の縄文人とも異なる特徴を持つことが判明した。しかし春秋戦国～漢代の人骨（30体）は、同地方の新石器時代人とは大きく異なり、日本のいわゆる渡来系弥生人にその形態的特徴が酷似することが初めて明らかにされ、同時に、劉王城遺跡出土の春秋時代末期の人骨２体から抽出さ

図５　下戸遺伝子分布世界地図（原田勝二氏の図を元に編集）

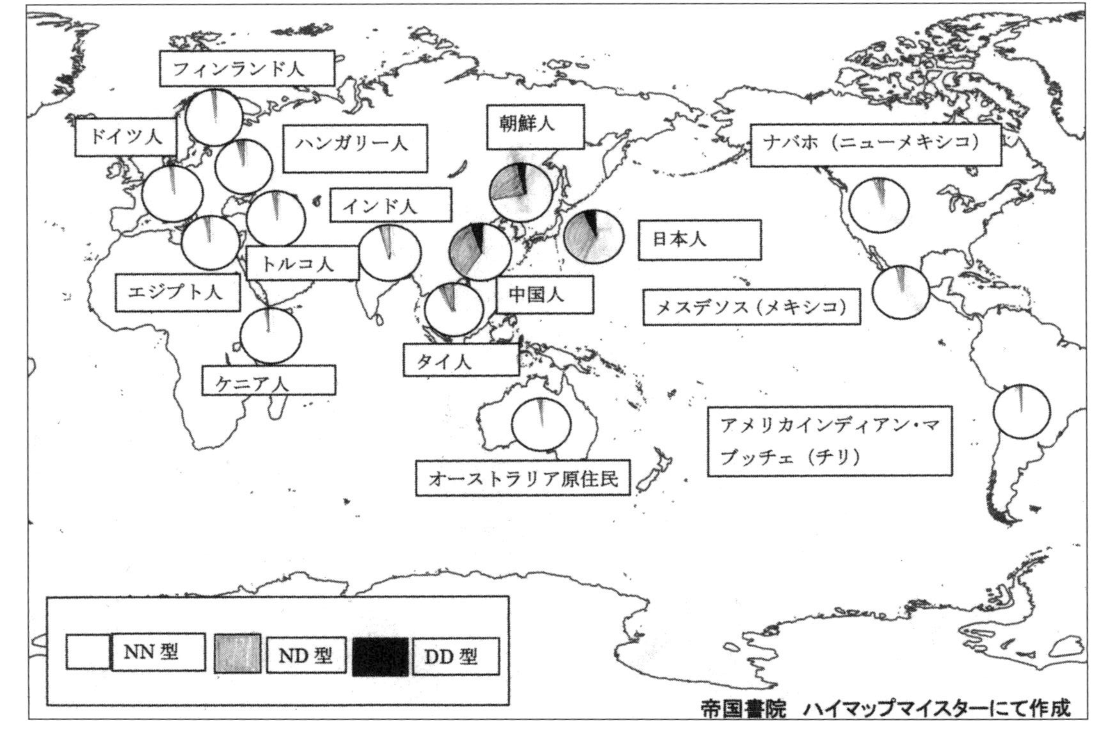

左の図によれば、日本、中国、韓国を中心とした東アジア地域に、DD型と、中間タイプのND型が多いことが明確に分かります。下戸遺伝子を持った人の割合が多いのは、日本だけでなく、東アジア地域の特徴だと言うことです。

れたミトコンドリアDNAの塩基配列が、北部九州弥生人のそれと一致することも判明した。また、この劉王城人骨では、2体に上顎両側の側切歯を対象とした風習的抜歯痕が確認され、この風習でも日本の弥生人集団との共通性が認められた。全体的に資料数がまだ十分ではなく、多くの検討課題を残すが、関連分野からその重要性を指摘されながら永く資料空白地域として残されていた中国江南地方において今回初めて人類学的な研究が実施され、渡来系弥生人との形態、遺伝子、抜歯風習にわたる共通点が明らかになったことは、今後、日本人の起源論はもとより、考古、民俗など各分野に大きな影響を与えるものと考えられる」

第四節　東アジアにおける下戸遺伝子の分布状況と新型コロナの関係

下戸遺伝子が感染症に対して強いのであれば、今回の新型コロナウイルスに対しても、抵抗力を有する可能性はないでしょうか。中国では、感染者の状況が省別に発表されています。日本経済新聞「新型コロナウイルス感染　中国マップ」[注6]では、毎日の感染状況が色分けされた地図で省別に分かります。

この地図を使い、桑野先生が福建省と周辺の省（河北省・河南省・広東省・江西省・安徽省・浙江省）の感染者の数の変化が分かる折れ線グラフを作成したものが58頁の図6で、1月22日から4月3日までの変化が分かります。

このグラフに拠れば、中国では、中国南部の福建省の感染確認者数が、周辺の省よりも明らかに低いことが分かります。つまり、武漢に近接した周辺の省感染認者数が増加しているのに対し、福建省がなんとか持ち応えていることを示すようです

一方、福建省は、58頁の図7に見られるように下戸遺伝子（ALDH2*2）の分布が高い地域のまさに中心部分です[注7]。

注6　日本経済新聞「新型コロナウイルス感染　中国マップ」 https://vdata.nikkei.com/newsgraphics/coronavirus-china-map/ で、1月20日以降、4月3日までの省別感染者確認数・死亡者数を日を追って知ることが出来ます。

注7　Refined Geographic Distribution of the Oriental ALDH2*504Lys (nee 487Lys) Variant（東洋の ALDH2 * 504Lys (nee 487Lys)

図６の折れ線グラフと図７の地図から読み取れることは、福建省の感染確認者数は、周囲の省と比べ、明らかに少なく、統計的に有意な差があると推定されることです。

なぜ、福建省の感染者数が少ないのかといえば、福建省の住民が他の省の人々に比べて、下戸遺伝子を持つ割合が圧倒的に高く、その下戸遺伝子が持つ感染症に対する抵抗力のお陰で、今回の新型コロナウイルスへの感染を防いでいる可能性があるのでないかと推論されます。

なお、福建省周辺では、福建の西側の江西省・湖南省も下戸遺伝子が多い地域ですが、武漢のある湖北省と隣接しているため、やや感染確認者は多いようです。それでも、福建の北側の浙江省よりも感染確認者は少なくなっています。浙江省は、湖北省と離れていても、下戸遺伝子が少ない地域のため、感染確認者が多い可能性があります。福建の南西側の広東省も下戸遺伝子が多い地域ですが、感染確認者は多く、理由は不明です。広東省のように、下戸遺伝子だけでは説明できない地域もありますが、全体の傾向として、下戸遺伝子の多寡と感染確認者数は、一定の相関関係があるように思われます。

また、台湾でも、死者は僅か５人で、感染が抑えられています。台湾で、感染拡大が抑制されているのも、台湾の人々が下戸遺伝子を持つ割合が非常に高いことと関係すると推測されます。さらに、日本も、欧米から不審がられるほど、現在のと

バリアントの洗練された地理的分布。）著者 Li H、Borinskaya S、Yoshimura K、Kal' ina N、Marusin A、Stepanov VA など。Annals of Human Genetics（人類遺伝学年報）2009; 73：335-345。

図６　中国南部各省の感染状況の日毎の折れ線グラフ（桑野和可先生作成）

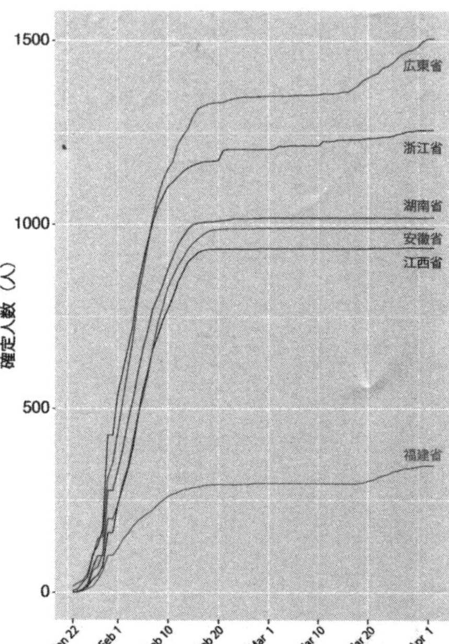

図７　下戸遺伝子の分布図
色の濃い地域ほど、下戸遺伝子をもった人の割合が多い。福建省は、台湾の対岸に位置する省。

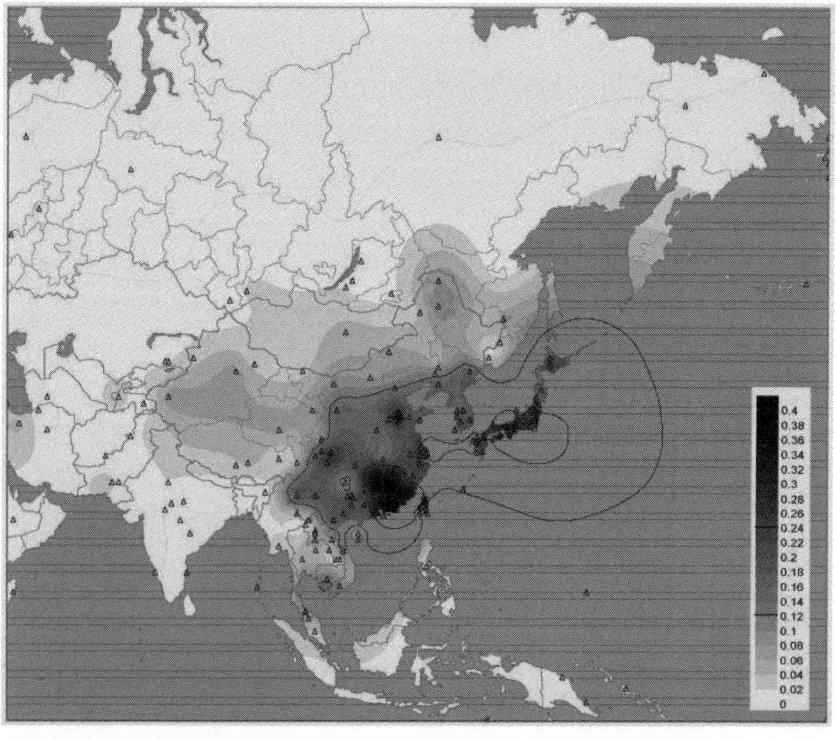

ころ、感染確認者数、死亡者数共に、欧米に比べると遙かに少なく済んでいます。その理由として、やはり日本でも下戸遺伝子を持つ人々の割合は4割とかなり高く、そのことが日本での感染爆発を抑えている可能性があるのではないでしょうか。日本では、政府や厚労省の対応が遅れたことが多方面から指摘されていますが、たまたま日本人は下戸遺伝子を多くの人々が持っていたので、感染拡大が抑制されている可能性があるのです。これはあくまで未だ仮説の段階ですが、 中国本土、台湾、日本、韓国における下戸遺伝子（ALDH2*2）の分布図と、新型コロナウイルスによる感染地域で感染が少ない地域とが重なると言うことは、下戸遺伝子には新型コロナウイルスによる感染を抑え込む能力がある可能性を示唆しているように思われます。

一方、イタリア・スペインをはじめヨーロッパ諸国やアメリカでは、爆発的な感染拡大が起きています。この原因の一つとして、欧米の人々は下戸遺伝子を持っていないことが挙げられると推測されます。

なお、4月10日放送（現地時間4月9日）のアメリカABCニュースでは、ニューヨーク州での新型コロナによる死亡者数がマイノリティーでは死亡率が高いという報道をしていました。具体的には、ニューヨーク州での人種別人口構成で27%のヒスパニックが死亡数は34%、同じく黒人は25%に対し32%、白人は32%に対し27%、アジア系は14%に対し7%ということです。ニュースの趣旨は、ヒスパニックや黒人などのマイノリティーの死亡率が高いということでしたが、もう一つ注目すべきは、アジア系の死亡率が低いことです。アジア系と言っても、中国・日本・台湾・韓国だけでなく、他の地域のアジア系の人々も含む訳ですが、アジア系の人々の死亡率が低い理由として、下戸遺伝子が関わっているとすれば興味深いことです。

この分布状態から類推されることは、この酒に弱い遺伝子（下戸遺伝子　ALDH2*2）は、もともと感染症に打ち勝つ力を持っていたのですから、今回の新型コロナウイルスでも、この酒に弱い遺伝子（下戸遺伝子）が働いて、中国・日本・韓国では、感染の拡大を抑えているのではないかという仮説が成り立ちます。現在はそうした余裕はありませんが、感染が終息した段階で、感染者の遺伝子を調べれば、遺伝子の有無が感染や死亡者と関わったかどうか分かるはずです。ちなみに、下戸遺伝子の種類と有無の判定については、次のような事実が分かっています。

下戸遺伝子（ALDH2*2）について、ALDH2をつくる遺伝子には、酒に強い、いわゆる分解能力が高いとされるN型（ALDH2*1）と、突然変異で分解能力が低下したD型（ALDH2*2）があります。誰でも両親からいずれか一つずつを受け継ぐので、人間にはNN型、ND型、DD型の3パターンあることになります。NN型はアセトアルデヒドの分解が速く、たくさん飲める酒豪タイプ、ND型はそこそこ飲めるタイプです。そしてDD型は、体質的にほとんどアルコールを受けつけない下戸タイプです。

読者のみなさまが、どの型に属するかは、アルコール消毒のパッチテストで分かります。それをしなくても、注射を打つ時にアルコール綿で拭いて消毒した時に、消毒した箇所がすぐに赤くなる人はDD型、数分後に少し赤くなる人はND型、いくら経っても赤くならない人はNN型です。

第五節　なぜ下戸遺伝子は新型コロナに抵抗力があるのか

以上、下戸遺伝子（ALDH2*2）が、新型コロナの感染に対し抵抗力を発揮し、東アジア地域での感染を抑えているのではないかという仮説を提示しました。

そこで、なぜ、下戸遺伝子を持っていると、新型コロナに対して抵抗力があるのか、さらに詳しく調べてみたいと思います。

理化学研究所（理研）生命医科学研究センター統計解析研究チームの鎌谷洋一郎チームリーダー、大阪大学大学院医学系研究科遺伝統計学の岡田随象（ゆきのり）教授等の研究グループは、「全ゲノムシークエンス解析で日本人の適応進化を解明ーアルコール・栄養代謝に関わる遺伝的変異が適応進化の対象ー」で、次のように述べています[注1]。

生物の性質が、世代を経るごとに周囲の環境に対応して変化していく現象を、適応進化と呼びます。適応進化の過程では、生物の設計図であるゲノム配列の多様性に変化が生じています。適応進化は地球上の多彩な生物で認められる現象です。現生人

注１　引用は、理化学研究所、研究成果（プレスリリース）2018年4月24日に拠ります。なお、原著論文は、2018年4月24日に英国科学誌「Nature Communications」（オンライン）に掲載されました。（原著「Deep whole-genome sequencing reveals recent selection signatures linked to evolution and disease risk of Japanese」）

類（ホモ・サピエンス）であるヒトにおいても、ヒト集団内において ゲノム配列の多様性がどのように変化してきたかを調べることで、ゲノム配列上のどの遺伝子領域が、どのような適応進化の対象となっていたかを知ることができます。ヒト集団の適応進化の過程は、その集団における生活環境や地理的条件に応じて異なることが知られています。これまでに、ヨーロッパ大陸の欧米人集団では寒い北方の地に進出する過程で身長が高くなった、高所に住むチベット人集団では低酸素環境への適応が進んだ、アフリカ人集団ではマラリアなどの病原体への感染防御が進んだ、といった報告がなされてきました。しかし、日本人集団における適応進化については、どの遺伝子領域を中心に、どのような環境が原因となって進んできたのか、よく分かっておらず、日本人集団における大規模ゲノム情報を用いた解析の実施が望まれていました。……

共同研究グループはまず、バイオバンク・ジャパンおよび慶應義塾大学医学部百寿総合研究センターにより収集された日本人集団2200名を対象に、ゲノム配列情報に基づく適応進化の解析を行いました。ヒトゲノムの全塩基配列を解読する全ゲノムシークエンス解析を大規模かつ高深度に実施したことで、通常のゲノム解析では見落とされていた、集団中に低頻度で存在する遺伝的変異の解析が可能になりました。これは、欧米人集団以外で論文報告された高深度全ゲノムシークエンス解析として最大規模の成果になります。

全ゲノムシークエンス解析の結果、日本人集団で過去数千年間において適応進化の対象となっていた４つの遺伝子領域

（ADH1B 遺伝子、MHC 領域、ALDH2 遺伝子、SERHL2 遺伝子）を同定することに成功しました（右図 8）。

適応進化に関わる遺伝的変異は、各地域における生活環境や地理的条件の影響を受けるため、同じ集団内であっても地域ごとに遺伝的変異頻度が異なることが知られています。次に、バイオバンク・ジャパンを通じて日本全国から集められた17万人のゲノムワイド関連解析（GWAS）のデータを用いて、本研究で同定した日本人集団の適応進化に関わる遺伝的変異の頻度を調べました。その結果、これらの遺伝的変異は日本国内の各地域で異なる頻度を持っており、特に沖縄地域で最も異なる頻度を示すことが明らかになりました（図 9）。（中略）

さらに、日本人集団の適応進化に影響を与えた形質について調べました。これまでに報告されている、日本人集団において病気の発症や臨床検査値の個人差に影響を与える遺伝的変異において、適応進化の強さを網羅的に検討しました。その結果、飲酒量などアルコール代謝と、脂質や血糖値、電解質、タンパク質、尿酸値や痛風など栄養代謝に関わる形質に影響を与えている遺伝的変異が、日本人集団の適応進化の主な対象となっていたことが分かりました。これは、他の人類集団で観察された適応進化とは異なる結果であり、日本人集団に特有の適応進化が存在したことを示す結果です。

以上が、理化学研究所や大阪大学等のグループが、大規模全ゲノムシークエンス解析により日本人集団における適応進化に関わる遺伝子領域や、遺伝的背景の構造化、適応進化の対象となる形質を解明した研究であって、本章のテーマである、下戸遺伝子と新型コロナの関係についても、多くの示唆を与えてくれます。

日本人に特有とされた4つの遺伝子領域のうち、ADH1B遺伝子とALDH2遺伝子はアルコール代謝に関する遺伝子、MHC領域は免疫に関する遺伝子の複合体、SERHL2遺伝子は栄養代謝に関わる遺伝子です。ただ、SERHL2遺伝子は、図9をみれば分かるように、全世界的に存在しており、日本や東アジアに特有の遺伝子とは認め難いので、今回の考

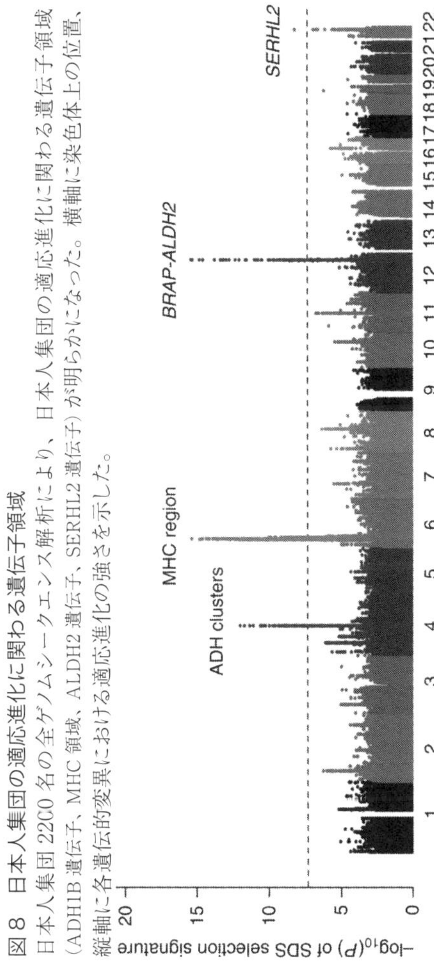

図8　日本人集団の適応進化に関わる遺伝子領域
日本人集団2200名の全ゲノムシークエンス解析により、日本人集団の適応進化に関わる遺伝子領域（ADH1B遺伝子、MHC領域、ALDH2遺伝子、SERHL2遺伝子）が明らかになった。横軸に染色体上の位置、縦軸に各遺伝的変異における適応進化の強さを示した。

察対象からは除外します。

先ず、ADH1B 遺伝子は、アルコール代謝に関係ある遺伝子です。代謝とは、生命の維持のために有機体が行う、取り入れた無機物や有機化合物を素材として行う合成や化学反応で、成長と生殖を可能にし、その体系を維持しています。大きく異化(catabolism) と同化 (anabolism) の2つに区分され、異化は物質を分解することによってエネルギーを得る過程で、同化はエネルギーを使ってタンパク質・核酸・多糖・脂質等の物質を合成する過程です。アルコール代謝は、アルコールが肝臓で分解され、アセトアルデヒドになり、さらに分解され、身体に無害な酢酸となった後、TCA 回路（クエン酸回路）でエネルギーを発生し、二酸化炭素や水に分解され、最後に、尿として体内から排出される異化の過程です。

「お酒」の主成分はエチルアルコールで、化学式は「C_2H_5OH」です。お酒を飲むと、2割が胃、8割は小腸で吸収され、吸収されたエチルアルコールは血液にのって全身をまわる過程で、肝臓を通ります。体の中の特に肝臓で分解されるのですが、肝臓にある上述の ADH1B 遺伝子（1B 型アルコール脱水素酵素）という酵素で酸化され、アセトアルデヒド（CH_3CHO）になります。これが一次代謝といわれます。

ADH1B 遺伝子（1B 型アルコール脱水素酵素）には、「低活性型」「活性型」「高活性型」の3タイプがあります。これも、欧米やアフリカなどでは、優性の「低活性型」のみで、対立する遺伝子である劣性の「活性型」や「高活性型」がありませんが、日本や東アジアでは、対立する遺伝子の頻度が高く、3種類の型があることが明らかです。「低活性型」は、アルコールがなかなかアセトアルデヒドにならないので、酩酊状態が続き、アルコール依存症になりやすくなります。逆に、「高活性型」はアルコールが直ぐにアセトアルデヒドに分解されます。

一次代謝の後、二次代謝が行われます。体内で毒性を発揮するアセトアルデヒドを無害な“酢酸”に変えるのです。この時に使われるのが、アセトアルデヒド脱水素酵素（ALDH）という酵素です。この酵素（ALDH）には、ALDH1（1型）とALDH2（2型）の2種類があります。主にALDH2（2型）でアセトアルデヒドから酢酸への酸化は行われます。一般的にアルコールに弱いといわれる人はこのALDH2（2型）の活性が弱いといわれています。日本人がお酒に弱いといわれるのは、このALDH2（2型）に要因があります。ALDH2遺伝子にも、「活性型」、「低活性型」、「非活性型」の3タイプの遺伝子が存在します。活性型はアセトアルデヒド分解能力が高いため、酢酸への分解速度が速く、アセトアルデヒドが体内に蓄積する時間が短いので、お酒に強いのです。低活性型は分解速度が活性型より劣るため、肝臓にアセトアルデヒドが蓄積しやすく、お酒に弱いといえます。突然変異で分解能力が低下した非活性型は、アセトアルデヒドの分解ができません。少量のアルコールでも血液中のアセトアルデヒド濃度が急激に増加し、顔の赤みや頭痛、吐き気などの症状が強く出るため、お酒をほとんど飲めないタイプです。

特に、ALDH2遺伝子が、日本人集団の適応進化に関わる遺伝子領域（ADH1B遺伝子、MHC領域、ALDH2遺伝子、SERHL2

図９　日本人集団の適応進化に関わる遺伝的変異の各地域における頻度分布

日本人集団の適応進化に関わる四つの遺伝的変異の集団内の頻度が、日本の各地域において異なっていることが明らかとなった。特に、沖縄地域で最も異なる頻度が観察された。色が濃くなるに従って高頻度であることを示している。

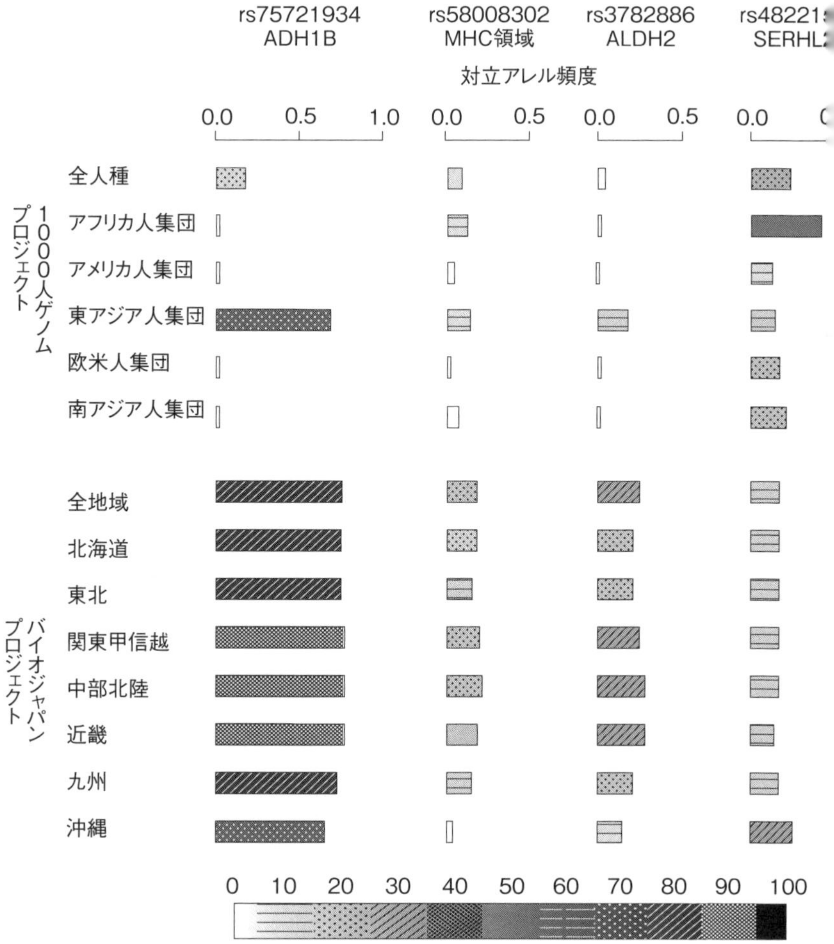

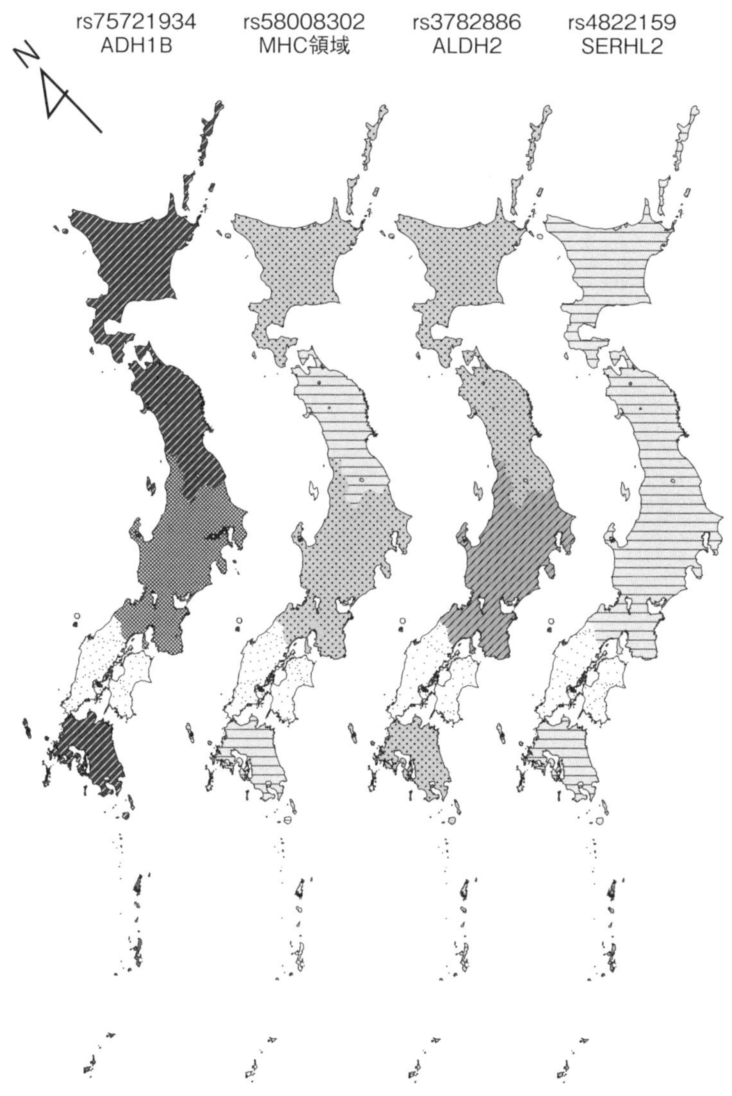
rs75721934
ADH1B
rs58008302
MHC領域
rs3782886
ALDH2
rs4822159
SERHL2
N

遺伝子）の一つとされたことが注目されます。これには、今問題としている下戸遺伝子（ALDH2*2）が含まれているからです。それは、ALDH2 遺伝子の対立アレル頻度という図 9 によって示されています。

アレルというのは、対立遺伝子とも呼ばれ、例えば、当該の ALDH2 遺伝子においては、高活性の上戸遺伝子（ALDH2*1）と低活性の下戸遺伝子（ALDH2*2）が対立遺伝子です。アレル頻度というのは、この場合なら、優性である上戸遺伝子（ALDH2*1）に対して劣性の下戸遺伝子（ALDH2*2）がどれくらいの割合で存在するかを示したものです。欧米人は、優性の上戸遺伝子（ALDH2*1）のみで、対立する劣性の下戸遺伝子（ALDH2*2）を持たないので、対立アレル頻度は 0 となります。逆にもし全員が下戸遺伝子を持っていれば数値は 1 になります。

図 9 では、ALDH2 遺伝子において、上戸遺伝子（ALDH2*1）に対する対立遺伝子の下戸遺伝子（ALDH2*2）の出現頻度が棒グラフで表わされ、日本各地では、下戸遺伝子が多く存在し、世界の他の地域では、東アジアしか対応していないことがよく示されています。日本各地の頻度は平均で 0.4 程度ですが、地域で異なり、上述した原田勝二氏が、東北・南九州地方には飲めるタイプ（N 型遺伝子）の割合が多く、反対に中部・近畿地方に飲めないタイプである D 型が多く広がっているとされたことと一致します。

そのうえ、MHC 領域でも、欧米人には見られないアレルが、日本や東アジア、さらにはアフリカにも見られることが分かります。MHC 領域とは、『ウィキペディア（Wikipedia）』等を基に纏めれば、次のようなものです[注2]。

MHCとは、major histocompatibility complexの略で、日本語では、主要組織適合遺伝子複合体と言います。難しい名前ですが、体内に入り込んだウイルスなどの異物を排除する免疫反応に必要な遺伝子情報を含んだ糖タンパク質のことです。MHC領域は、ほとんどの脊椎動物が細胞に持ち、最初は白血球だけにあると思われましたが、現在では、ほぼすべての細胞と体液に分布していることが明らかになっています。このMHC領域は抗原提示（体内に入った異物を食べてしまうマクロファージや樹状細胞などが、ウイルスなどを食べて分解を行った後に、そのウイルスの一部であるペプチド〔タンパク質の断片〕を細胞表面に差し出して見せる免疫機構）を行い、その提示された抗原（ウイルスなどの一部）をさらにリンパ球のT細胞が排除します。つまり、MHC領域は、ウイルス排除などに不可欠な非常に重要な働きをします。生物個体それぞれは、婚姻によって、父親由来と母親由来のMHC領域が１組ずつ加わり、より多くの遺伝子情報を持つことになり、より多くの抗原（ウイルス等）に対応できます。先祖伝来のMHC領域の多様性によって、様々な病原体に対して抵抗力を持つことができ、種の絶滅を防ぐことができるようになっています。

これを基に、もう一度、図９をよく見れば、図中のMHC領域とALDH2のアレル頻度は、ほぼ棒グラフの形と長さが相似し、相関関係にあると推測されます。つまり、この図にあ

注２　「ウィキペディア」「主要組織適合遺伝子複合体」

るMHC領域とは、ALDH2の下戸遺伝子の量と相関関係にあると推定できます。朝日新聞デジタルでは、この点について、次のように指摘しています[注3]。

体内でのアルコール分解には、「ADH1B」と「ALDH2」という2種類の代謝酵素が関わる。……日本人2200人の全遺伝情報を解析すると、弱いタイプの酵素をつくる遺伝子のそばに、まれにしか見られない多数の変異が集まっていることが判明した。子孫に遺伝情報が受け継がれる際に、変異がこの遺伝子と共に失われずに蓄積してきたことを示しており、弱いタイプの酵素をもつことが有利に働いた証拠の一つとみられる。弱いタイプの酵素をもつ日本人は過去、100世代ほどかけて増えてきたことも分かったという。

研究チームの岡田随象大阪大教授（遺伝統計学）は「似たような集団の進化には、アフリカ人がマラリアに感染しにくい形の赤血球を持つ例などが知られているが、アルコールに弱いことが日本人にとってなぜ有利だったのかはわからない」と話す。

「弱いタイプの遺伝子」とは、再三指摘している「下戸遺伝子」のことであり、この下戸遺伝子とMHC領域が、共に失われずに蓄積されてきて、過去100世代ほどかけ、増えてきたのだということになります。従って、下戸遺伝子と、ウイルスの攻撃・排除に関わるMHC領域は一体の存在として、切って

注3　「酒に弱い日本人が増えるように『進化』遺伝情報から判明」：小宮山亮磨。2018年4月26日20時32分。

も切れない関係にあることが分かります。民族的にアルコールに弱いかどうかは、その民族の中で、ALDH2遺伝子の上戸遺伝子（ALDH2*1）に対する対立遺伝子の下戸遺伝子（ALDH2*2）の割合がどれだけ多いか少ないかを示す対立アレル頻度によって示されています。欧米人は下戸遺伝子を持たないので、対立アレル頻度は0で、お酒に強いのです。日本人の対立アレル頻度は、平均0.4で、約4割の人がお酒に弱いタイプです。

下戸遺伝子を持つ人が多ければ多いほど、上戸遺伝子に対する対立アレル頻度（上戸遺伝子に対する下戸遺伝子の割合）は増えます。すると下戸遺伝子に密接不可分のMHC領域の対立アレル頻度も増やすことに繋がります。MHC領域の対立アレル頻度が増えることは、数多くの種類の遺伝子情報を持つことになり、その結果、より多くの抗原（ウイルス等）に対応できるようになります。結局、アルコールに弱いと言うことは、MHC領域の多様性を増やすことであり、様々な病原体への抵抗力を高めることを意味すると推測されるのです。そのため、今回、新型コロナウイルスが入ってきても、日本人は、欧米人よりも、より多くのMHC領域が関わる免疫反応を行えるので、新型コロナウイルスを攻撃・排除できているのでないかと考えられるのです。

このことから、下戸遺伝子が多い人ほど、ウイルスを免疫反応で攻撃・排除する力が強いと言えます。今回、新型コロナウイルスに対して、日本や中国・韓国などの東アジアの人々の感染確認者・死亡者数が少ないことの理由の一つが、これらの地域では下戸遺伝子を持った人々が多く、その遺伝子に対応したMHC領域の多様性がうまく働いて、新型コロナウイルスの攻撃・排除に適した免疫反応が行われているからだろうと推定できるのです。

まとめ

以上、日本人をはじめとする中国本土（特に南部地域）・台湾・韓国などの東アジアの人々が、欧米の人々と、遺伝子において顕著に見出される相違点は、下戸遺伝子を持っているか否かと言うことです。新型コロナウイルスで、欧米の人々に感染確認者や死亡者が多く、東アジアの人々に少ない理由の一つが、免疫反応と深く関わるMHC領域と密接不可分な下戸遺伝子の有無に由来すると推測しました。

卑近な言い方をすれば、下戸遺伝子を持っていてお酒が飲めない人は新型コロナに強くて、感染しにくく、あるいは感染しても軽微な症状で済んで重症化せず、一方、下戸遺伝子がなくて上戸遺伝子だけを持つ人、つまりお酒に強い人は新型コロナに弱く、感染しやすく重症化し易いという言い方も出来ます。

さらに、下戸遺伝子（ALDH2*2）が新型コロナの感染に対し抵抗力を発揮しているのであれば、逆に、東アジア地域でも、新型コロナウイルスに感染し、重篤化し、死亡する方の場合、下戸遺伝子（ALDH2*2）を持っていない方が多いのではないかという推測も出来るように思われます。東京の新宿等で、「夜の街」が感染源として注目され、一部の人々からは批判されました。なぜ、「夜の街」で働く人々や訪れるお客の中に感染確認者が多いのでしょうか。一つの理由として、「夜の街」では、接客のために不可欠な存在として、アルコールがあると思います。元々、「夜の街」で働く人は、お酒が飲めないと仕事がしにくいでしょうし、まして、そこを訪れる客はお酒が大好きな人が多いでしょう。つまり、「夜の街」で働く人や訪れる客の多くは、上戸であって、下戸遺伝子(ALDH2*2)を持っていない可能性が高いのではないかと推測されます。その結果、新型コロナに対する抵抗力がなく、感染しやすいという特徴があるのではないでしょうか。

以上述べたことは、あくまで一つの仮説に過ぎません。現在、遺伝子に関して様々な研究が行われております。上記の東アジアの人々に特有の下戸遺伝子(ALDH2*2)が新型コロナの感染に対し抵抗力を発揮しているのでないかという仮説についても、一つの候補として、その是非をご検討くださいますようにお願い致します。

第八章　新型コロナ対策のための提言

第一節　個人単位の感染症対策のための提言

1　マスク着用の義務化をすべきです

現在、世界人口の88％以上の人々はマスクが推奨されるか義務づけられている国に住み、75カ国以上で公共の場での義務化が実施されています（上巻、71ページ参照）。一方、マスク装着を推奨せず、2～3％しか装着しないスウェーデンなどでは、感染も死者も拡大しています。逆に早期からマスク着用を義務化した中国・台湾等では、封じ込めにほぼ成功しています。マスクを重視せず、多くの支持者とマスクをせずに接していたイギリスのジョンソン首相やブラジルのボルソナーロ大統領、米国のトランプ大統領は、自身が新型コロナに感染してしまいました。

イギリスでは、国民全員がマスクを装着すれば、基本再生産数が1以下になって、新型コロナは終息に向かうという発表がオックスフォード大学からなされ、アメリカでは、ワシントン大学が、国民の95％がマスクを付ければ、新型コロナによる死者は4万5000人減ると報告しました[注1]。また、アメリカ

注1　Breaking Business News July 8, 2020　速報ビジネスニュース 2020年7月8日「The latest projection by the university's Institute for Health Metrics and Evaluation shows the U.S. death toll hitting at least 208,255 by Nov. 1, if current conditions hold up. However, that total drops to 162,808 if 95% of the population wears a face mask, researchers said.（ワシントン大学のヘルスメトリックスおよび評価研究所による最新の予測では、現在の状態が維持されている場合、11月1日までに米国の死亡者数が少なくとも

国立アレルギー・感染症研究所所長でトランプ政権の新型コロナ対策を司るアンソニー・スティーヴン・ファウチ（Anthony Stephen Fauci）氏は、アメリカでもマスクを義務化すべきだと発言しました。ＷＨＯも、マスクの効果を公式に認めて、着用を推奨しています[注2]。

日本でも乗り物や公共の場での装着を義務化すれば、感染は確実に減るはずです。その場合、マスクは鼻の穴を必ず覆うことが肝要です。よく鼻の穴を見せてマスクをしている人を見かけますが、呼吸において吸気の80％は鼻を通して行われるので、鼻を覆わなければウイルスは鼻の穴から侵入してしまい、マスクをする意味がありません。また、顔と密着させることも重要です。上巻第二章でも指摘しましたように、一般の人が公共の場で付けるべきマスクは不織布が一番です。

不織布マスクは性能も向上し、約７割のウイルスを防御する効果があります。なお、不織布マスクには、裏と表があります。現在、多くの不織布マスクは、メーカーが工夫して、３枚から５枚、多いと７枚の材質が異なる布を合わせて製造しています。普通、外気に触れる表側は防水効果があり、飛沫などの侵入を防ぐ繊維で作られ、さらにウイルス飛沫、花粉などを防ぐフィルターが挟まれ、口や鼻と直接接する裏側（内側）は、メッシュガーゼなどで作られ、口当たりが良く、呼吸し易くな

20万8255人に達することが示されています。しかし、人口の95％がフェイスマスクを着用している場合、その合計は16万2808に低下すると研究者らは述べました。）

注２　Advice on the use of masks in the context of COVID-19: Interim guidance, 5 June 2020（WHO/2019-nCov/IPC_Masks/2020.4）

っています。ですから、裏と表を間違えて付けると、息苦しいだけでなく、ウイルス防御効果も下がってしまいます。

裏表の見分け方はメーカーに依って異なります。鼻の部分に当てるノーズフィット（ノーズワイヤー）という三角に折れ曲がる鼻当てが付いていれば、その付いている方が内側なので、直ぐに分かります。そうした鼻当てがついていないマスクでは、マスクの両側の端をつまんで、左右に伸ばしたときに、上から見て、突き出す方向が分かれば、突き出している方が表側です。立体型の場合は、ほとんどその形態で見分けが付きます。また、プリーツ型の場合は、プリーツが中央で盛り上っている方が表です。ただ、プリーツ型には、上が下に被さるような形もあります。この場合も上のプリーツが鼻の位置に来る方が表側です。

ゴム紐が内側にあるか、外側にあるかは、メーカーによって異なるので、判定には使えません。メーカーによっては、表側から見て、アルファベットで記入した企業名が読める面が表側となっています。ただ、メーカー名はないマスクの方が多いです。いずれにせよ、裏と表を正しく見分けて安全を高めるための装着をなさってください。

布マスクやガーゼマスクは、防御の精度は落ちますが、アメリカのCDCは、布マスクでも感染防止効果があるとしています。オックスフォード大学も、布マスクでも感染予防効果があると発表しました[注3]。

注3　オックスフォード大学News「Oxford COVID-19 study: face masks and coverings work – act now」（オックスフォードCOVID-19調査：フェイスマスクとカバーリング作業 – 今すぐ行動）「Oxford's Leverhulme Center for Demographic Science（オックスフォード

様々な論文等を総合的に判断すると、材質にも拠りますが、布マスク（ガーゼマスク）でも平均３割程度の効果（質が良ければ５割程度）はあるようで、間にフィルターを挿むことで、最大７割程度の感染防止になるようです。

なお、医療用マスクN95や産業用防塵マスクDS2は、約９割の感染防止効果がありますが、完璧な装着が難しく、また息苦しくて長時間の使用に向きませんので、WHOもCDCも、これらは医療用や産業用目的のマスクであって、一般人が感染防止で付けるべきマスクではないと注意喚起しています。交通機関に乗る時など一般人もN95マスクを付ければ安心だという人もいますが、誤解ですので、注意して下さい。夏期は特にN95マスクでは呼吸困難等になる可能性が増して危険です。

なお、２歳以下の子どもは、日本小児科医会が指摘するように呼吸困難になる恐れがあるので、絶対に装着しないで下さい。

夏期には、熱中症対策も不可欠です。暑さを防ぐために様々な工夫をしたマスクが大量に出回っています。不織布の方がウイルス防止能力は高いですが、夏場は暑いので、布マスクでも十分でしょう。保冷剤を挟んだり、水分を含んでいたり、清涼剤を入れたりと様々な夏用マスクがあるようです。デザインに凝ったり、ファッション性に富んだマスクもありますが、大事な事は、鼻と口が余裕を持って覆えること、マスクと顔の間に隙間がないこと、ゴム紐等が顔の大きさに合っていて苦しくな

大学人口動態科学のためのレバーハルムセンター）の新しい研究によると、布地のカバーリングは、正しい材料で作られた自家製のマスクであっても、着用者とその周りのCOVID-19の広がりを減らすのに効果的です」2020年7月8日。

いこと、装着中に鼻の下にずれるようなゆるゆるの状態でないことなどです。夏でも出来る限り心地よいマスクを付けて、感染防止に努めてもらえばと思います。

また、夏期には、感染の可能性よりも、熱中症の心配の方が高いので、小学校就学以前の子ども、3歳から6歳までの保育園児や幼稚園児等は、よほどの人混みに行く時以外は、マスクを装着しないか、ガーゼマスクか、布マスクを付けるようにした方が良いと思います。特に気温が摂氏28度を超えるときは、外した方が無難です。また、外で運動するときや遊び回るときも、外した方が良いでしょう。

小学生以上も、通常の場合、通気性の良い布マスクやガーゼマスクで良いでしょう。ただ、酷い人混みに行かざるを得ない時は、子ども用の不織布マスクを付けた方が良いかも知れません。特に低学年では、気温が高い時や、激しく動き回るときは外すべきでしょう。80歳以上の高齢者も、その人の健康状態次第ですが、呼吸に不安がある方は、呼吸を重視して、ガーゼマスクや布マスクの方が適切でしょう。

さらに、皮膚過敏症や皮膚病のために、マスク着用が困難な人がいるそうです。当然のことながら、そうした方には、マスク着用は奨められません。フェイスシールドも単独の使用では、下記のように、ウイルス防止効果は殆どありませんので、悩ましいところです。人混み等は避けるといった消極的な対処法で取り敢えずは済ませて下さい。

なお、マスクの代わりに、フェイススシールドのみを付けている人も見かけますが、鼻や口をマスクで覆っていなければ、エアロゾル感染から言えば、マイクロ飛沫（飛沫核）は、その下をくぐり抜けて容易に鼻や口から吸入されてしまうので、感染防止効果は期待できません。マスクと併用する場合のみ、効果が期待できるでしょう。

2　手洗い・うがい・歯磨き・消毒

外から帰宅したら、他は余り触らずに手洗いとうがい、できれば洗面もすることをお勧めします。なお、ヨードの入ったうがい薬は、使いすぎると却って危険なので注意が必要です。また、ドアノブなどは、定期的に消毒するのは良いことです。濡れティッシュには、アルコールや逆性石けんが含まれるものがあるので、それで拭き取ることもできます。手洗いは食前・トイレ後・寝る前にするのが望まれます。

睡眠は一日で一番長い時間を過ごす行為で、睡眠中に目を手でこすったりすることがあるので、手は清潔にしておく方が無難です。歯磨きも、毎食後にしておけば、雑菌の発生を防げて免疫力が高まります。

3　接触感染を恐れ、手すりや吊革などを触らないのは、転倒の危険があり、止めるべきです

本書では、接触感染は、特殊の場合を除いて、ほとんど感染経路とはなっていないという立場です。特に、電車の吊革やエスカレーターの手すりを触らないのは、転倒の危険の方が大きく、止めるべきです。触っても、コロナウイルスが手に付く可能性は極めて低いと推測されます。従って、どうしても吊革

や手すりを触るのが嫌なら、夏でも、夏用の薄い手袋を付けることをお勧めします。手すりや吊革に直接触らずに済み、かつ、転倒を防止できます。手袋等がなくても、手すりや吊革にはつかまるべきで、気持ち悪ければ、乗り物やエスカレーターを利用した後、手を洗えば良いのです。

高齢者の方は勿論、若い人でも転倒し、骨折でもすれば、ずっと大変なことになります。特に転倒し、頭などを打ったら脳のためにもよくありません。不特定多数が使うドアノブや共用パソコンのキーボードにも大腸菌などの雑菌が付いていることは随分前から指摘されていますが、だからといって、そこにコロナウイルスが付着している可能性は高くありません。

むしろ、怖いのは、密閉空間に沢山浮遊している可能性のあるエアロゾルに含まれる新型コロナウイルスです。ですから、注意すべきは、感染防止のために、エアロゾルを吸い込まないためのマスクを付けることであり、危険性の乏しい手すりや吊革を避けることではありません。

4　食事で栄養を摂ること

朝昼晩の三食を時間を決めて必ず食べることをお勧めします。また暴飲暴食を避け、時間が許せば、夜8時頃までに食事を終えた方が良いと思います。

タンパク質・脂肪・炭水化物・ビタミン類をバランス良く摂ることが免疫力を高めることに有効です。ビタミンC・亜鉛・肉桂（シナモン）・リコピン酸・ポリフェノールなどは抵抗力を強めるので、黄緑色野菜・白色野菜・柑橘類・牡蠣・トマト・チョコレートなどがお勧めです。食物繊維の多い野菜や海藻・キノコなども食べましょう。牛乳・チーズ・ヨーグルトなどの乳製品は体を修復し、納豆も免疫力を高めます。牡蠣は亜鉛が含まれるので、味覚が良くなります。とにかく栄養で、ウイルスに打ち勝つことです。

5　睡眠の重要性

最低7時間の睡眠を取ることをお勧めします。余裕があれば8時間は取るべきです。1日の疲れを回復し、体の痛んだ部分を修復し、ウイルスへの抵抗力を増すことが出来ます。

15分程度の昼寝も良いとされます。

6　体操や散歩など軽い運動

ラジオ体操やテレビ体操を毎日行い、体の調子を整えることをお勧めします。NHKプラス（無料）を申し込むと、テレビ体操などがパソコンやスマホで、自分の都合の良い時間に利用できます。

外出自粛を要請されている方も多いと思いますが、晴れた日など、近所を散歩すべきです。公園や植物園、川沿いの道、池・湖・滝・海・山・野原など、自然豊かで安全な場所を家族で散歩するのはお勧めです。散歩は自粛要請外ですし、精神衛生のためにも是非行うべきです。

勿論、マスクは秋から春にかけては必ず着用してください。夏期で暑いときは、あたりに人が全くいなければマスクを外しても大丈夫です。

7　換気の励行

自宅にしろ、事務所にしろ、頻繁に換気をした方が良いと思います。特に、来客があった時は、状況に応じて、あるいは帰宅後に換気をすべきです。大声でない通常の会話でも、もし来客が無症状感染をしていれば、ウイルスが部屋に蔓延する恐れがあるからです。

また、空気清浄機（HEPA フィルターの付いた高性能のものが良い）を四六時中作動しておくこともお薦めです。乾燥しているときは喉を守るため加湿器が必要です。加湿と空気清浄が一体化した機器もあります。

なお、換気をしているようでも、循環型で吸い込んだ空気を再び吐き出しているシステムでは、かえってウイルスの蔓延が広がり、濃度が濃くなるのでより危険になってしまいます。家庭のエアコンや自動車の冷暖房では、ほとんどがこうしたシステムを使っているので注意が必要です。

そうした場合に、現在推奨されているのは、たとえばエアコンで冷暖房している部屋でも、5センチから10センチ程度窓を開けっぱなしにして、換気を図ることです。窓を開ける場合は、対角線上に2カ所開けることが望ましいとされています。乗用車でも、冷暖房中に、前後の窓を5センチ程度開けておけば、換気が出来ます。換気効率は少し悪くなりますが、経済より安全を重視すべきでしょう。まして、不特定多数の乗客を乗せるタクシーやバスでは、必須です。詳しくは、本章第二節「換気について」をご覧下さい。

8 思いやりの距離をとること（ソーシャル・ディスタンシング）について……その意味と、子どもの成長に与える悪影響について

世界中で、「人と人との距離（ソーシャル・ディスタンス）」（WHOはフィジカル・ディスタンスと呼ぶべきだとしています。）を空けるよう指示が出て、実行されています。しかし、不思議なことに何故、人と人の間を空けなければならないのか、説明がありません。これは、飛沫感染を基に考案されたものです。咳やくしゃみ、大声などで飛沫が飛んで感染するという前提で考えられ、飛沫は重量が重たいので、すぐに下に落下してしまうので、ある程度離れれば、飛沫にウイルスが含まれていても、感染しなくて済むという発想です。国によって距離は異なり、近いところは1メートル、遠いところは5メートルほど間隔を空けるよう指示しているようです。

ところで、本書は、今回の新型コロナウイルスの感染はエアロゾル感染が主要感染経路であると主張しています。私たちの呼気から出たエアロゾルは、息をするだけで最大1メートルくらい広がります。冬の寒い時に息が氷結して、白く見えることは、ほとんどの人が経験したことがあると思いますが、あの白い塊こそエアロゾルが凍ったものです。凍ると重たくなるので、それほど遠くへ行かずに下へ落ちたりして消えてしまいますが、もっと気温が高い時は氷結しないので、より遠くへ行きます。

しかし、目には見えません。感染症の専門家は大声で話す

と飛沫が飛ぶので、大声での会話や歌を歌うことをしないように呼びかけています。しかし、人間は、生きるために息をします。日本語では、「息」と「生き」は同じ語源であって、息をすること自体が生きることで、欠かすことは出来ません。もし新型コロナウイルスの感染者がいれば、無症状の段階こそ、多くのウイルスを放出し、感染の危険が多いことが分かっています。特に発症の2日3日目からウイルス排出が高まり、0.7日前が最大になると言われています。しかし、無症状ですから、咳やくしゃみはしません。また、大声で話したり、歌を唄ったりするからでもありません。無言で普通の呼吸をしているだけでウイルスが放出され、それを吸い込めば感染してしまうのです。

エアロゾル感染の考えでは、エアロゾルは、1メートルや2メートルでは落下せず、何メートルも空中を浮遊し、数時間は落下しないと言われています。つまり、「思いやりの距離（ソーシャル・ディスタンス）をとること（ソーシャル・ディスタンシング）」とは、飛沫を吸い込まないことを前提とし、エアロゾル（飛沫核）を吸い込むことを考慮していない点で問題があります。

もっとも、戸外であれば、2メートル程度離れれば、たとえエアロゾルが浮遊しても、薄まってしまって、エアロゾルに含まれるウイルスの数も大幅に減少すると推測されるので、ソーシャル・ディスタンスを取ることは感染予防措置として意味が無いわけではありません。しかし、安全を重視すれば、戸外でも5メートルくらい離れた方が安全でしょう。

ところが、室内においては、たとえ1メートルから5メートルほど離れて着席していても、エアロゾルは、何メートルも空気中を浮遊し、やがて部屋中に蔓延してしまうので、ソーシャル・ディスタンシングの意味はほとんどありません。たとえば、2～3時間の会議をしたり、観劇をしたりすれば、ウイルスは拡散して部屋中に蔓延してしまうので、どこにいても、その部屋の中ならウイルスを吸い込む危険性があります。その場合、ソーシャル・ディスタンスを取ることはほとんど意味がありません。ソーシャル・ディスタンシングの意味があるのは、戸外か、室内でも、ごく短い時間（長くても15分程度）の在室のみです。

よく官公庁や商店のレジなどには、ビニールのシートを垂らしたり、プラスティックやアクリルの板を立てたりして、飛沫感染を防ぐ措置をしているのを見かけます。しかしながら、室内であれば、エアロゾルは、そうした覆いを越えたり、くぐったりして容易に移動するので、それで感染を防ぐ効果はあまり期待できません。くしゃみなどをする人が近辺に居れば、すぐ近くで飛沫を防ぐ効果はあるでしょうが、飛沫はエアロゾル（飛沫核）となって空中を浮遊するので、遠くに居る人も、感染してしまいます。そもそも感染者の大半は無症状感染者なので、咳やくしゃみをしません。その意味でも、咳やくしゃみ防止を中心に据えたビニールシートやアクリル板の設置による新型コロナウイルスの防止効果には疑問符がつきます。

なお、このソーシャル・ディスタンシングは、世界中の学校教育でも指導され、子どもたちが人と人との距離を空けるよう教育を受けています。しかしながら、私は、一介の教育者として、ソーシャル・ディスタンスを取ることは、子どもの成長に悪影響を与えるのではないかと心配です。子どもは、友達や兄弟姉妹、父母など、大勢の人々と、手や体を触れあって成長するのが、本来の姿です。親が子を抱いたりあやしたりするのも、子どもの成長に子を抱いて触れあって親が保護してあげるという感覚が重要だからです。小学校や中学校で、フォークダンスなどを通して、異性の手と触れあうのは、心がときめく思いであったことは､誰でも経験があったことでしょう。まして、好意を持っている相手とならなおさらです。しかし、コロナ対策で、そうした行為が禁止されてしまうことは、自然な感情を育成する大事な機会を失うことであって、子ども達の成長にとって大きな損失です。

さらに、これは、今後、心理学者や大脳生理学者が詳しく研究して欲しいと思いますが、ソーシャル・ディスタンスを取ることが当たり前だと子ども達の脳にインプットされてしまうと、これらの子ども達が成長して大人になっても、人との関係が上手に取れるか心配です。

現在、列車やレストラン、映画館、劇場などで、座席が空いていても、わざと空席を作り、人と人の間を空けて座ることを強要されています。そうした習慣が常識になってしまうと、コロナ禍が一段落した時に、既にコロナ以前の生活習慣が身にこびり付いている成人であれば、以前の生活習慣に戻ることは比較的容易だと思われます。しかし、小中学生くらいで、まだ大人に成り切っていない世代の人々が、ソーシャル・ディスタンシングに慣れすぎると、列車等の座席も空いていなければ座らなくなり、隣に人が来ると、恐怖を感じて立ち上がって、その場から逃避するようにならないかという危惧を覚えます。

ウイルスの危険がほとんどなくなっても、身についてしまった習慣を変えることは難しく、人とのあらゆる接触を忌避する世代が生まれる可能性を恐れます。それこそ、人との会話や、交際、たとえば、社交ダンスのような男女の身体的接触を伴うものから、男女の恋愛、性生活まで、悪影響があるとしたら、本人にとっても社会にとっても非常に不幸な事態になります。そうならないためには、PCR 検査を全国民に早急に実施し、「新しい生活様式」ではなく、本来のあるべき姿の人間活動に戻す必要があると考えます。

なお、エアロゾル感染と空気感染は空気中をウイルスが飛沫核に付着して浮遊してそれを吸い込んで感染するという点で共通しますが、エアロゾル感染より遠くまで拡散することを空気感染だという言い方もします。空気感染では、15 メートル、場合によっては数十メートルも移動すると言われています。空気感染の場合は思いやりの距離（ソーシャル・ディスタンシング）はさらに意味がありません。

第二節　換気について

一　換気の種類について

この項目は、東和総合サービスの解説がわかりやすかったので、参考にしました[注4]。

原則として、すべての建築物には換気設備が義務づけられているそうです。室内で発生する汚染空気を室外に出し、室外から清浄な空気を供給し、室内を清浄な環境に保つためです。一般的には、粉塵・有害ガス・臭気などの排出により、汚染物の濃度を下げることが出来ます。事務所、工場、病院の手術室等で要求される清浄度が、それぞれ異なるそうです。そのための設備が換気設備です。

換気設備は、自然換気と機械換気があります。

1　自然換気（第四種換気）

自然動力による給排気（自然給気〔右側矢印〕と自然排気〔左側矢印〕）。

自然換気は、室内外の温度差や風圧によって、内外の空気を入れ換える方法で、第四種換気とも言います。窓を開けて換気するのは、この自然換気です。

たとえば、風が南から北へ吹いている時に家の南北の窓を

注4　https://www.to-wa.info/

開けた場合、風は南側の壁に当たり、南側の窓からは空気は外に出ず、南側の面の気圧が高くなります。一方、北側の窓からは、遮られずに外へ空気が漏れるので、北側の室内の気圧が下がります。すると、気圧が高い南側から気圧の低い北側に空気の流れが起きて、室内の空気が北側に放出されるのです。南からは新鮮な空気が入るので、部屋の空気は清浄になります（下図の左の家）

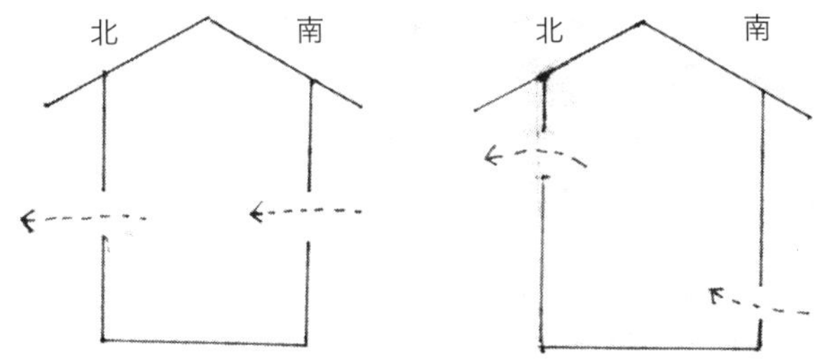

また、室内外の温度差で換気をすることもできます（上図の右の家）。室内が室外に対し高温で室内外の温度差があれば、暖かい空気は軽いため上方に移動するので、上方に窓があれば、室内の空気は室外へ出ます。一方、室内の下方は空気圧が減少するので、下方に窓があれば、室外の冷たい空気が室内に入り込み、換気が達成されます。

一方、機械換気とは給気口と排気口の両方、またはどちらかにファンを設置する事で強制的な給気と排気ができ、安定した換気を得る事が出来る換気方法です。

機械換気には第一種換気方式、第二種換気方式、第三種換気方式の３方式があります。

2　第一種換気方式

給気口と排気口の両方に機械を使用し、強制的に空気を循環させる事が出来る換気方法です。

右側の機械給気ファンと左側の機械排気ファンで、給排気量のバランスを調整し、正圧・負圧のどちらでも設定可能です。安定した排気量を確保でき、大規模換気が必要な事務室・ボイラ室に向きます。

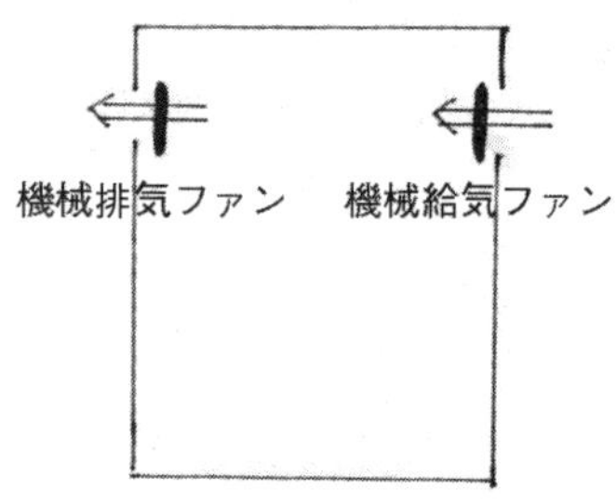

給気、排気ともに空気浄化ができ、機械換気の中でも最も確実な給気・排気が出来るのが利点です。空気の流れを制御しやすく戸建、集合住宅などに適しています。外気が常に粉じんや有害ガス等を含んでいて清浄であると言えない時、給気側に空気浄化装置の設置が必要となります。

一般的には集会場等の多くの人が利用する建物の場合は空気浄化装置を設置します。

第一種換気は室内に確実に給気を供給できるうえ給気や排気を空気浄化装置によって処理する事の可能なメリットの多い換気方法です。

3　第二種換気方式

給気口に機械を使用し排気口は自然換気を行う換気方法です。他室からの汚染空気の侵入阻止が必要なクリーンルーム・手術室などに向きます。

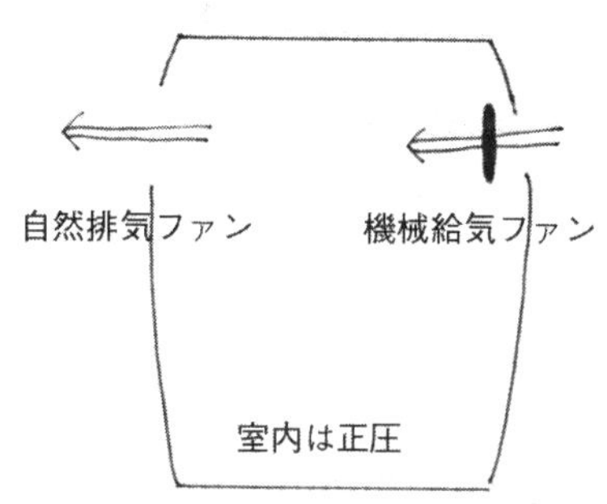

室内には排気口を設け、そこから空気を排出できるようにすることにより外気を各室内に給気する事ができます。主にクリーンルームなどの換気方式に適しています。第二種換気方式を用いた室内は建物の機密度によって冬季に湿った空気が室内の壁内に浸透し、結露を引き起こすことがあります。これを避けるためには適度な大きさの排気口を設けて室内を過度な正圧にしない事が大切です。

4　第三種換気方式

排気口を機械換気で強制的に行い、給気側を自然換気で行う換気方法です。室内は負圧で、室外への汚染空気の流出を阻止します。新型コロナ感染症室、汚染室（駐車場・工場）、トイレ、ごみ処理場、塗装室などに向いています。

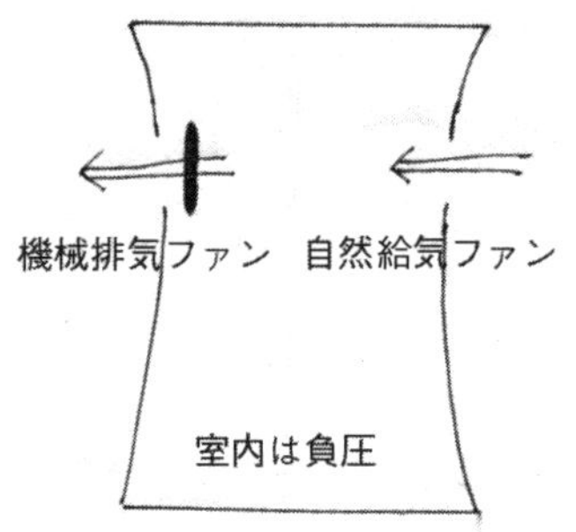

排気口に使用するファンを駆動するエネルギーが小さく、第一種換気と比較して電気代が安くなります。基本的に臭気汚染発生室などに設置して、建物全体の換気を行うのに用いられます。厨房、トイレ、ゴミ置き場等の排気口に機械を設置し、汚染された空気の強制的な排気をおこないます。そして廊下等から新鮮な外気を流入させて建物全体の換気が出来るように全体の換気を計画します。排気口に機械を設置する場合、原則的には天井に近い方に設置しますが、その理由は室内に取り入れられた空気の分布を均等にし局所的な空気の流れが生じないようにするためです。

5　まとめ

昔の日本家屋では隙間風と言われるように自然に外気が入り、世帯の人数も多く、日中でも窓等が開いている時間が多かったので、第四種の自然の換気が行われていました。しかし現代住宅は冷暖房効果を高めるために高気密となり、また空調機械の普及により窓を閉め切ることが多くなったため、自然な給気と排気がほとんどなくなっていることが多くなっています。そのため、換気をしないことでシックハウス症候群等の症状も出やすくなることが問題でしたが、今は、新型コロナウイルスによる感染が、高気密のビル等で起こりやすい状態になっていることが問題なのです。

「三密」と呼ばれる状態が起きる根本的な問題は、この現代の都市に代表される高気密で換気の悪い建物で生活し、活動している人が多い点にあります。感染拡大の大きな理由が、高気密な建物それ自体にあるのです。世界の大都市で感染が拡大している大きな原因がそこにあります。ですから、感染症対策としては、そうした建築物において、いかに換気をよくするかを検討することにあるのです。そのため、第一種から第四種までの様々な換気法を上手に組み合わせて換気をする必要があります。

二　換気の悪い密閉空間をいかに換気すべきか。

(1)　米国疾病予防管理センター（CDC〔2003〕）は、感染症の患者を隔離する医療施設（負圧施設）の換気の基準を次のように定めています（なお、「毎時12回の換気」の意味は、「1時間に12回窓をあける」という意味ではなく、「1時間で、その部屋の全体の空気を12回入れ換えることが出来る換気」という意味です）。

ア　換気回数が毎時 12 回（新規の建物）、毎時６回（既存の建物）を上回ること

イ　排気を屋外に出すか、高性能粒子フィルター（HEPA フィルター）を使って循環させること

(2)　WHO (2009) は、飛沫や飛沫核による感染症を扱う保健施設における自然換気の基準を次のように示しています（WHO〔2009〕p.21）。

ア　新築の隔離施設における換気風量が、１患者あたり 160 リットル毎秒（576㎥ 毎時）（最小で、１患者あたり 80 リットル毎秒〔288㎥　毎時〕）

イ　一般及び外来診療病棟の換気風量が、１患者あたり 60 リットル毎秒（216㎥　毎時）㎥

ウ　通路などの換気風量が、気積１㎥ あたり 2.5 リットル毎秒（９㎥　毎時）

一方、日本では、ビル管理法の基準は、次のようです

(1)　建築物における衛生的環境の確保に関する法律（ビル管理法）では換気回数ではなく、室内の一酸化炭素濃度（10ppm）や、二酸化炭素濃度（1000ppm）の基準を設定することで、居室の適切な換気量を確保することを求めている。

(2)　この基準を実現するため、空気調和・衛生工学規格では、人体から発生する二酸化炭素に基づき、１人あたりの必要換気量を約 30㎥　毎時とし、居室の在室密度に応じ、

必要換気量を示している（空気調和・衛生工学会〔1972〕）。

以上の点について、厚生労働省は：商業施設等における「換気の悪い密閉空間」を改善するための換気について（2020年3月20日）https://www.mhlw.go.jp/content/10900000/000616069.pdf で、次のように述べています。

(1) 専門家会議の見解における「換気の悪い密閉空間」とは、一般的な建築物の空気環境の基準を満たしていないことを指すものと考えられる。その意味では、ビル管理法の基準に適合させるために必要とされる換気量（1人あたり必要換気量約30㎥毎時）を満たせば、「換気の悪い密閉空間」には当てはまらないと考えられる。

(2) 一方で、CDC や WHO による急性呼吸器感染症（ARI）患者の隔離施設の基準の根拠とされる文献においては、換気回数2回毎時未満の施設とそれ以上の換気能力を有する施設を比較した研究（Menzies et al〔2000〕）であることから、隔離施設の基準（換気回数が毎時12回〔新規建物〕、毎時6回〔既存建物〕）は、それぞれ、6倍、3倍の安全率を有している。したがって、一般商業施設等に適用する場合の安全率としては、厳しすぎるといえる。

(3) 仮に、換気回数を毎時2回とした場合、1人あたり換気量は48㎥毎時（12ACH の288㎥/毎時の1/6）であり、ビル管理法の基準（1人あたり必要換気量約30㎥毎時）の約1.5倍となり、それほど大きな違いはない。CDC の既存建築物の基準である毎時６回の換気回数とした場合、１人あたり換気量は144㎥ 毎時（12ACH の288㎥ / 毎時の1/2）となり、ビル管理法を踏まえた換気量の約５倍となる。

(4) 約５倍の換気量を確保するためには、外気導入用のファンの能力の限界から、空調設備の改修が必要となる場合がほとんどであり、実施は困難である。仮に、この量の外気取り入れが可能な場合であっても、空調設備の容量の関係で、温度や相対湿度の基準を守ることが難しくなる。相対湿度が低下すれば、飛沫中のインフルエンザウイルスを不活性化する時間が長くなるなど、感染症予防としては逆効果となるというトレードオフの関係にある。

(5) 以上から、１人あたり必要換気量約30㎥ 毎時という基準は、感染症を防止するための換気量として、実現可能な範囲で、一定の合理性を有する。ただし、この換気量を満たせば、感染を完全に予防できるということまでは文献等で明らかになっているわけではないことに留意する必要がある。また、今後の知見の蓄積により、よりよい基準に見直していく必要がある。

厚労省の見解を要約すれば、CDC や WHO の換気基準は、１人あたり換気量は144㎥ 毎時（12ACH の288㎥ / 毎時の1/2）となり、日本のビル管理法を踏まえた換気量30㎥毎時の約５倍となり、日本には厳し過ぎるもので、そのまま適用すれば、空気設備の改修が必要で現実的でない。また、これだけの換気を行うと、温度や湿度の管理も難しくなってしまう。だから、感染予防が保証される訳ではないが、一定の合理性はあるので、

CDC の５分の１の緩い基準で日本は換気を行うということです。

この５分の１という数字もアメリカでは既存の建物について言っているのであって、新規に造る建物は、その倍の基準を適用しているので、その場合は、日本はアメリカの基準の10分の１の緩い換気基準だということです。

今回、日本では病院における院内感染が多発し、クラスターの大部分を占めました。もちろん、専門病院を造らないところに最大の問題が有るのですが、日本の既存の病院はビル管理法の緩い換気基準で造られており、WHO や CDC の厳しい基準とは大きな乖離があったことが、院内感染が広がった理由の一つではないかと考えます。

そもそも日本のビル管理法（1972年制定）での換気基準は、二酸化炭素の濃度を元に算出されており、コロナ対策を考えて作られたものでは有りません。新型コロナのような感染症対策としては、現在より厳しい基準が必要で、基本的には、CDC や WHO の基準に従うべきでしょう。換気の悪い場所を感染症の危険から予防するには、抜本的な換気システムを義務づけることが必須です。今後、新たに建設されるビルは勿論のこと、既存の建築物についても、新型コロナに対応できる換気システムを、国が財政支援して設置すべきでしょう。それが、迅速な経済回復への近道でもあります。

総説で指摘したように、省エネのための建造物内部の空気循環型空調システムは、東京や大阪などのオフィスビルや大型商業施設で広く使われています。この循環型空調システムは、エアロゾル感染（空気感染）を拡大する可能性大なので、このシステムの使用を禁止し、欧州空調換気設備協会（REHVA）が推奨する「熱交換換気装置」に交換し、給気は100%外気を利用するように法律で規定すべきでしょう[注5]。熱交換換気装置とは、上記の一種換気を基本に、外気温と室内温度の差を極力減らすために、熱交換器で、外気を温めたり冷やしたりして、室内と近い温度で取り込み、逆に、室内からの排気は、外気と近い温度で排出する換気装置です。給気管と排気管が交差する場所に熱交換器があり、主に和紙で作られたフィルターを通過する時に熱交換が成されます。

以下、一種換気を推奨する場合、この熱交換換気装置の設置を基本としたいと思います。

注5　REHVA　https://www.rehva.eu/activities/covid-19-guidance

第三節　密閉性の高い施設での感染症対策のための提言

今回、三密に因るクラスターの代表的な場所とされたのが、映画館・劇場・体育館・ライブハウス・スポーツジム等です。また、病院も各地で院内感染を起こしました。さらに、休業要請は、学校・美術館・博物館・図書館などにも出されました。これらは、微妙に性格が異なりますので、病院や学校などは別に扱いたいと思います。

映画館・劇場・体育館・ライブハウス・スポーツジム等は、文化・体育施設ですが、共通しているのは、建物が一つの大きな空間で構成されていることが多く、密閉性が高いと言うことです。また、小型の施設は地下にあることも多く、ますます密閉性が高くなっています。エアロゾル感染の立場から言えば、1人でも無症状感染者がいれば、その密閉された空間にウイルスが充満してしまうために、感染の危険は極めて高くなります。

もしそれを放置しておけば、感染が終息しない限り、何時までも業務を再開できません。それでは、場合によっては経営が成り立たなくなり、倒産してしまう恐れもあります。また、文化等が衰退してしまいます。取り敢えず、国は、休業を補う補償（運転資金など）を早急に実施し、それも一度だけでなく、継続的に、休業している限りは何度も行う必要があります。

次に、営業を再開した段階でどうすべきかと言えば、現状の密閉した空間のままでは同じ危険が繰り返されますから、再開に当たっては、従来の密閉した状態でも、エアロゾル感染の危険がほとんど無いくらい安全な状態に変えるための、空調・排気システムの導入が不可欠だと考えます。過日、ライブハウスなどのコロナ対策がテレビで報道されており、人と人の間を空けたり、消毒をしていましたが、これだけでは、エアロゾル感染を防ぐには極めて不十分な対策としか言えません。

密閉された空間では、たとえ間隔を１ｍ空けても、無症状感染者が１人でもいれば、その感染者の呼気から出されたエアロゾルが、ライブハウスなどの密閉した空間に拡散し、充満してしまうので、感染を防げないからです。感染者も、非感染者も、どちらもマスクをしていれば、感染のリスクを大幅に下げられますが、完璧ではありません。また、間隔を１ｍ空ければ、たとえば、今まで100名のファンが入場できたのに、20人程度しか入れず採算も取れないようです。どうしても、きちんとした換気システムや、空気清浄機などが不可欠です。そこで、具体的に、次のようなシステムを、幾つか紹介したいと思います。

1　密閉性の高い施設で、比較的規模の小さなもの（小劇場や小さなライブハウス、中小のレストラン、喫茶店、居酒屋・バーなど）

空間的にも、資金的にも大がかりな空調排気システムを導入することは困難だと思います。窓を開けて自然換気（第四種換気）が出来る空間であれば、季節的制約もありますが、それだけで大分危険は軽減します。窓が一つしかない場合は、扇風機を戸外に向け、同じ窓の下方から、サーキュレーター（送風機）で、高さを変えて、部屋の中に空気を送り込むだけで、換気が出来ます。扇風機もサーキュレーターも小型のものは、1万円もしないで購入出来ます。

またレストラン等で、戸外にテーブルを設置できる時は、室内から屋外へ移すべきです。さらに夏期や冬期の冷暖房で密閉せざるを得ないときや、空間的に地下や奥まった場所に在って、自然換気が不可能なときは、その空間全体の換気が出来る容量を有する高級なHEPAフィルターの付いた空気清浄機を設置することをお勧めします。エアコンは、基本的に冷暖房共に同じ空気を循環するだけで排気システムはありませんが、一部メーカーが製造している高性能のエアコンでは、換気が出来るものもありますから、それを設置することもお勧めです。国は、将来的な感染予防のためにも、それらの設置費用の半分程度は補助を行うべきです。また、現在、窓ガラスに貼り付ける形でウイルスを減少させる新たな感染予防策も行われています。たとえば、プラチナチタン触媒というものが有ります[注6]。そういった手段を利用するのも一つの方法と考えられます。

東京新宿の劇場で集団感染が発生しました。ここでの換気は、舞台の合間だけで、演技中は、外に空けることが出来る天窓も閉めてあったそうです。また、空気清浄機等も一切無く、換気が不十分だったと推測されます。上演後、劇団員と観客の握手会やハグ等のあったことも問題視されていますが、一番大

注6　紫外線の助けも借りて、プラチナチタン触媒がホルムアルデヒドなどの有機化合物や花粉、ダニ、ハウスダストの除去などに効果があるようですが、ウイルスに対してどれだけ効果があるかはまだよく分かっていないようです。他の換気システムと併用すべきでしょう。

きな原因は換気の悪さと判断します。6月30日から7月5日までの上演で、7月4日に劇団員の1人が体調不良を訴えた訳ですが、上演は続行されました。この劇団員は抗体検査では陰性だったということですが、典型的な無症状感染者であったと判断されます。抗体検査は過去に感染したか否かが分かるだけで、検査が陰性であれば安全であることを証明するものではありません。

感染後も無症状であったため、仕方が無いことですが、この劇団員は、7月4日の2～3日前から、自覚なしに感染力の高いウイルスを大量に吐き出していたことになり、劇が始まった6月30日頃から、ウイルスを出しており、7月3日ごろ、最大の量となり、4日・5日も出し続け得た訳で、その結果、6月30日以降のすべての日に、大量のウイルスがマスクをしていない劇団員の口から吐き出され、劇場中に蔓延し、毎日感染確認者が出てしまったと推測されます。症状が出始めた7月4日では、すでに遅かった訳です。

大阪のライブハウスの場合もそうですが、自覚のない無症状感染者から感染することが、この新型コロナの恐ろしさです。観客はマスクを付けていたようですが、大量のウイルスが劇場中に蔓延してしまった状態で、2～3時間過ごせば、どうしても、ウイルスを吸ってしまいます。本書は、ウイルス防御のため、不織布マスクの使用を奨めていますが、防御率は7割程度なので、完全には防ぎ切れません。恐らく30分以内であれば、ほとんど防げると思いますが、長時間の場合は保証できません。まして、布マスクであれば、防御率はさらに下がるので、より吸い込んでしまう可能性が高まります。だからこそ、こうした換気の悪い劇場等での抜本的な換気の必要性を訴えているのです。

2　密閉性の高い施設で、大規模なもの（大きな映画館・大劇場・体育館・巨大なライブハウス・大きなスポーツジム、大レストラン等）

空気清浄機では間に合わないので、次のような第一種換気である空調・排気システムを国の補助を得て設置すべきです。

(ア)　建物の天井を仕切って、陰圧室を設け、映画館等の空気を吸い上げ、さらに陰圧室の壁に設けたHEPAフィルターを通して、空気を外に排出し、空気に含まれるウイルスを、HEPAフィルターで99.97％除去すると共に、外部に放出すること。また、それだけでなく、映画館等の壁や床に敷設した穴の空いた管（材質は水道管などと同様）から、外部から取り入れた新鮮な空気を吹き出させ、換気するシステムです。給排気に当たり熱交換換気装置を併設すれば、熱効率を上げることができます。より簡便な方法としては、大型のサーキュレーターを複数設けて、外気を取り入れる工夫も必要です。

(イ)　映画館等の座席を一つずつ強化プラスティック等で覆いボックス状にし、座席の下に設置した換気システムによって、汚れた空気（感染者の場合はウイルスを含む）を吸収し、配管を通して陰圧室に集め、その後、HEPA

フィルターを通し、外部に放出すると共に、外部から新鮮な空気を取り入れ、別の配管を通してプラスティックの覆い（ボックス）の中へ供給し、常に換気され快適に過ごすことが出来るシステムです。血液が静脈で汚れを取り去り、動脈で新鮮な酸素を供給するのと同様と考えてもらえば、分かりやすいでしょう。

あまりに大がかりで現実的でないと思われるかも知れませんが、エアロゾル感染を完全に防ぎ、また、ソーシャル・ディスタンスを取る必要も無く、観客を定員一杯収容できる方法としては、一番優れていると考えます。また、夫婦や家族等で、一緒に鑑賞したい場合は、個別のボックスでなく、2人用、家族用のボックスを用意することも可能でしょう。とにかく、互いに完全に遮断されるので、もし誰か感染者がいても、ボックスに入っている限りは、感染の恐れはありません。ボックスの出入りの時は、部屋の空気を吸ってしまう恐れはありますが、それも、(ア)の方法を使って、常時ボックスの外でも換気していれば、感染の危険性を大幅に減少できます。

なお、供給する新鮮な空気は、熱交換換気装置を付けることによって、冬は暖め、夏は冷やすことが出来るようにします。ボックスの前面は曇り止めを付け、鑑賞に困らないようにします。経費は掛かりますが、1人ずつ個室になるので、コロナ対策としては、有効です。映画館や劇場をコロナ以前と同じように観客で埋めたければ、もっとも効果的な感染予防法です。

(ウ)　劇場では、客席は(イ)の形式で出来ますが、舞台では、俳優やダンサーは活発に動き回るので、ボックスで区切ることなど出来ません。舞台では、(ア)の方法で、空間全体からウイルスを除去することを考える必要がありそうです。

(ア)(イ)(ウ)は、設置に沢山の経費が掛かりますが、将来に亘ってエアロゾル感染を予防するには、こうした抜本的な対策が必要です。それは、人々の暮らしや文化・芸術を守るためでもあって、地方自治体では、財政状況の差が出てしまい不公平になるので、国が一律平等に設置費用のいくらか（最低でも半分程度）を負担すべきです。長い目で見れば、それがウイルスの感染拡大を抑制し、少ない経費で、国民の安全と健康と文化を守れるのです。

第四節　病院の感染症対策のための提言

病院での院内感染が世界中で起こっています。日本でも、和歌山県の済生会有田病院を最初として、各地で院内感染が起こり、東京では複数の病院で院内感染が起きました。

日本で院内感染が発生する大きな原因は、中国や韓国などのように、新型コロナウイルスの感染者を収容する専門病院や施設を造らず、総合病院などの一般病院で感染者を受け入れていることにあります。エアロゾル感染の立場に立てば、総合病院の一部を仕切るだけでは、院内感染は防げません。また、諸外国に比べて医療従事者が身に付ける防護具があまりにお粗末なことも原因です。BSL4 施設で使うような全身を覆う防護具ではなく、エプロン式の下が空いた服装では、ズボンや靴などにウイルスがついて感染を広げます。自衛隊は、クルーズ船や幾つかの搬送作業に携わりましたが、1 人の感染者も出していません。防護具がしっかりしているからです。

日本で院内感染を無くすためには、専門病院、専門の収容施設、自衛隊の持つような完璧な防護具が不可欠です。自衛隊中央病院や防衛医科大学校病院を新型コロナ感染者の専門病院として感染者を受け入れ、かつ、自衛隊の持つ防護具やマスク等を主な病院に提供すべきです。

また、PCR 検査も、病院内で行えば感染の恐れがあるので、戸外で行えて、かつより安全でスピードが速いドライブスルー方式、ウオークスルー方式で行うべきです。さらにPCR法より精度が良くてスピードが速いLAMP法などで行うべきです。自衛隊の持つ陰圧設備の付いたテントも使うべきです。

　また、救急外来に新型コロナ感染者が運ばれると、感染の恐れから他の病気での救命措置ができなくなるので、避けるべきです。自衛隊病院以外にも、新型コロナウイルス専門の呼吸器外来を各地に造り、検査・隔離・治療を行うべきです。東京であれば、オリンピックの選手村や警備員の宿泊施設は、少し改造すれば、検査・隔離・治療が実施できるはずです。

　また、地方であれば、全国に用途が決まっていない廃校が1700カ所もあるので、少し改造して、検査・隔離・治療を行うべきです。中国のように突貫工事で病院を造らなくても、一棟がすべて空いているような古いマンションでも、国が緊急事態法で使用できるようにすれば、収容施設や専門病院に早変わりします。空いている建物はかなりの数あるので、有効利用できると考えます。

　患者の立場から見ても、日本は、新型コロナウイルスの専門病院を造らず、また、PCR検査の実施も異常に少ないので、誠に残念なことに一般病院が危険な場所になりつつあります。総合病院では、いくら呼吸器系の診療科と、そのほかの診療科を区分けしても、完璧に区分けするのは難しいので、院内感染が各地の病院で起こり、全く別の病気で入院している患者などにも感染が広がっています。今からでも遅くないので、新型コロナウイルスの専門病院をせめて東京や大阪に造り、一般病院は、新型コロナの診断・治療から手を引くべきです。一般病院の医師の内、呼吸器系の医師の大部分を招集し、専門病院に配置すれば、新型コロナ専門病院が出来るはずです。建物は、廃校など使われていない建物がいくらでもあるはずです。そこに、PCR 検査を行う検査所、無症状感染者専用病棟、軽症者専用病棟、中症者専用病棟、重症者専用病棟を作れば良いのです。人工呼吸器や ECMO の配備が難しければ、中症者・重症者のみは、陰圧室を設けた専門病棟を造る必要があります。一般病院や大学病院等でそうした設備があるとしても、そこに重症者を収容してしまうと、他の病気で手術を行うべき人の手術が出来なくなったり、それでなくても、感染を恐れて、その病院全体の受診者が大幅に減ってしまうので、甚大な収入減少となって、民間病院では、経営が成り立たなくなるところが出てくる恐れがあります。

検査・隔離・治療の３つが重要なので、検査を増やし、無症状と軽症の感染者は施設に隔離し、中症・重症者は治療するのが鉄則です。無症状や軽症の感染者を自宅療養させることは、家族内感染を引き起こすので、絶対に避けるべきです。無症状や軽症者の食事は、客が減って困っている飲食店に作らせ、その分の経費は国が負担し、感染者が無料で食べられるようにすべきです。もちろん、配達しても、ドアの前において、直接の接触はしないようにすべきです。また、入居者には、朝昼晩、熱を計らせ、アプリを使って報告させるようにすべきです。また、遠隔診療のシステムを使い、医療関係者と連絡や診察ができるようにし、異変があれば専門病院へ防護服を着用した自衛隊員が救急搬送すべきです。新型コロナは災害なのですから、自衛隊を災害派遣して、その能力を最大限発揮してもらうべきです。

それはそれとして、病院での換気について述べてみます。

新型コロナウイルスの基本はエアロゾル感染なので、院内感染を防ぐためには換気が極めて重要です。普通の建築物では窓を開けるという自然換気でかなりの効果がありますが、病院は体力の衰えた入院患者なども多いので、細心の注意が必要です。感染者のウイルスが漏れないようにするためには、陰圧室（第三種換気）に収容する必要がありますが、そうした設備が揃っているところは少なく、4月18日段階で、日本でも感染確認者が1万人を超えましたが、そうなるとお手上げです。そうした多数の感染者は、もともと想定していないからです。そこで、病院では、重症者のみの入院と治療を行い、無症状感染者・軽症者は、隔離施設に収容する措置を取るべきですが、実際には、自宅待機が頻繁に行われている（5月5日現在、全国で約2000名が自宅での療養です）のは、由々しき事態です。

陰圧室の空気は、陰圧を保つために排気装置を通して外部に排出されます。そのまま排出するだけだと、沢山のウイルスを外部にまき散らすことになるので、通常は排気口にHEPAフィルターという高性能のフィルターが有り、排気に含まれるウイルスの99.97％を除去する仕組みになっています。もちろん、整備が良く出来ていて、最高の条件でそうなるということなので、実施の除去率は、やや下がるとおもわれます。また、99.97％除去と言うことは、0.03％は通過するということです。実はウイルスの数は増殖すると極めて多く成るので、0.03

%でも何千という数のウイルスが通過してしまうのです。

ですから、病院においては、完璧を期すなら、HEPA フィルターだけでなく、フィルターを通過する最中にフィルター自体を燃焼して殺菌したり、その直前に、強力な紫外線を当てたり、消毒剤を掛けたりして、殺菌する方法も考えられます。アメリカでは、HEPA フィルターでは紫外線殺菌をしているようです。燃焼法は、実際に BSL4 施設では一部に採用されている方法です。今回の新型コロナウイルスは、危険度から言えばレベル 3 ですが、やはり恐ろしいウイルスであることは否定できないので、HEPA フィルターの排気口が通行人の多い場所に向いていたりすることは避けるべきです。

第五節　公共施設における感染症対策への提言

美術館・博物館・図書館・文学館・資料館・水族館・科学館・遊園地・植物園・公園などの公共施設における感染症対策は、どうしたら良いのか。

緊急事態宣言が出されてから、全国の美術館・博物館・図書館・水族館・遊園地などの施設が閉鎖の憂き目に遭いました。6月19日から、県境を越えての移動も制限が外されて、ようやく全国で再開し出しました。一方、今後、第二波・第三波の感染拡大があれば、再び閉鎖の恐れがあります。しかし、本書では、そうなった場合でも、敢えて今後も再び閉鎖することに反対します。

これらの施設は、人間の心を豊かにし、ストレスを解消し、心身の健康を維持するのに不可欠の施設だからです。新型コロナ対策のためには免疫力を高める必要があり、ストレス解消は、その有効な手段と言われています。政府は家から出るなばかり言っていますが、それではストレスが溜まり、免疫力が低下し、よくありません。「コロナうつ」と言う言葉があるように、精神的に参って鬱病状態になっている人もすくなくありません。本書が、新型コロナウイルスはエアロゾル感染であるということを繰り返し述べているように、感染者の出すエアロゾルを吸い込まなければ良いのです。

一般的に戸外においては、感染者がエアロゾルを出しても、すぐに拡散してしまって、よほど接近していない限り、そのエアロゾルを吸い込む危険性は極めて低いと言えます。ですから、遊園地・植物園・公園・運動場など、おもに戸外で活動する施設は基本的に安全です。少し危険性があるのは、それらの内部にあるレストランなどの飲食施設や休憩施設です。ただ、それも野外レストラン等であれば、ほとんど危険性はありません。ただ、飲食で向かい合って座るのは知らない人同士の場合は避けた方が良いでしょう。もしも相手が無症状感染者であれば、エアロゾルを吸い込む危険があるからです。もっとも毎日家庭内で飲食を共にしている家族であれば、実際は問題ないはずです。勿論、戸外であっても飲食時以外のマスク着用は必須です。

また、若しこれらの施設を開放すると、人が殺到して危険だと判断される場合は、事前に時間決めの人数制限を行うことをお勧めします。例えば、午前8時から10時までは高齢者、10時から12時までは園児、小中学生とその保護者、12時から午後3時までは社会人・現役世代、午後3時から午後5時までは高校生・大学生の年齢層などとすれば、利用者が分散されて、密集を避けることが出来ます。

美術館・博物館・図書館などでも、例えば、野外に彫刻が展示されているような美術館であれば、基本的に問題ありません。図書館なども屋外テラスで読書が可能であれば、そこを利用することで感染が防止できます。また、展示物に影響がなければ、できる限り、窓を開放し、換気を図るべきです。構造上、あるいは展示物の保護などのために窓の開閉が不可能な場合は、展示室ごとに高性能な大型の空気清浄機を設置すべきです。

　また、大規模な施設では、経費は掛かりますが、「第三節　密閉性の高い施設での感染症対策のための提言」の中で述べた②のような第一種換気排気システムを構築し、安全に鑑賞や閲覧が出来るようにすべきです。日本は、他の先進国と比べ、文化に対する政治家の意識が低く、文化に投資する意識が乏しいですが、文化国家を標榜し、健康的で安全な社会を構築したいのであれば、抜本的な換気排気システムを公共施設に付けるべきです。

第六節　乗り物等での感染症対策への提言

1　地下鉄の車両・ホーム・階段等

地下鉄は、他の交通手段に比べて、通常でも換気が悪いので、まして、新型コロナウイルスの場合、地上の電車などは、車両を降りれば、広い空間にすぐ出られますが、地下鉄は、外に出るまで、閉鎖された空間を、かなりの時間歩行しなくてはならないので、他の乗り物よりエアロゾル感染の危険は高いと考えます。そこで、地下鉄の安全性を高めるためには、「第二節　密閉性の高い施設での感染症対策のための提言」の中で述べた②のような換気排気システムを構築する必要があると思います。

なお、地下鉄は大都市に多いので、感染爆発の一つの感染源となっている恐れがあります。アメリカ・マサチューセッツ工科大学の教授で医師でもあるジェフリー・ハリス氏は、ニューヨークのブロンクス、クイーンズといった低所得者層の多い地区では地下鉄利用率の減少が少なく、感染率が高く、感染者増加のスピードも速いこと、また、路線が通る場所と感染拡大地域が連動していることなどを分析し、「地下鉄が感染拡大の大きな要因だった」と結論付けました。また、「ニューヨークの地下鉄は密集している。人が密集する車両だけでなく、地下の駅もとても混雑している」とし、地下鉄での感染源として、密閉された空間での飛沫や多くの人が触る金属製の手すりなどをあげたほか、運転士などに感染が広がり、運行本数が減らされたため、車内や駅のホームの混雑が増したことが、感染を加速させたとも指摘しています[注7]。

しかし、筆者は、手すりなどが感染源である可能性は低く、この時点でマスク着用が奨励されていなかったので、マスクをしない無症状感染者の呼気から出たエアロゾルに含まれるウイルスが、密閉された地下鉄の車両や地下道に蔓延し、マスクをしていない乗客がそのエアロゾルを吸い込んで感染拡大が起きた可能性が高いと推測します。

２　新幹線・飛行機等

新幹線は、車両内は常時換気しています。新幹線に乗ると、「新型コロナウイルス対策として、客室の空気は常に外部の新鮮な空気と入れ替えています」というテロップが流れます。これによれば、新幹線はそれほど心配の要らない安全な乗り物と言えます。もちろん、マスク着用は必須です。

飛行機は、搭乗に際して、世界中でマスク着用が実質的に義務化されている点は評価できます[注8]。また、大型ジェット機は３分ごとに機内全体を換気しているとされています[注9]。１時

注７　Harris JE. The Subways Seeded the Massive Coronavirus Epidemic in New York City. National Bureau of Economic Research Working Paper 27021, Updated April 24, 2020.

注８　Press Release No: 39（IATA）、Date: 5 May 2020、IATA Calls for Passenger Face Covering and Crew Masks

注９　「機内の換気について」ANA グループ、https://www.ana.co.jp/group/about-us/air-circulation.html、
「飛行機の換気について JAL に聞いてみた。搭乗・降機中も機体の空調を積極活用してきれいな空気に」トラベル・Watch ニュース松本俊哉、2020 年 5 月 18 日 07:00 https://travel.watch.impress.co.jp/docs/news/1250738.html

間に20回の換気ということで、アメリカの商業施設・オフィスの1時間12回の換気を上回ります。ちなみに日本の商業施設・オフィスは1時間に1.2回で、アメリカの10分の1しか換気していません。その点から言えば、飛行機は、換気面では、極めて安全な乗り物と言えます。

但し、調べてみると、客室内の空気の半分は、HEPAフィルターを通した後、再循環されており、外部から取り入れられる新鮮な空気は半分に過ぎません。具体的には、左右のエンジンや機体後部の穴から取り入れた新鮮な空気は、コンプレッサーや熱交換器で温度を調整した後、HEPAフィルターを通過した客室の空気と混合され、3列から7列単位のまとまり毎に天井から側面を通り供給され、左右の壁の下部から床下に流れて行きます。その半分は外部に放出されますが、残りの半分の空気は、HEPAフィルターを通過後、再循環、再利用されているのです。HEPAフィルターは、99.97%のウイルスを除去するといわれる優れたフィルターですが、完璧な状態での数値であって、実際はもっと数値は低いと推測されています。また、フィルターが汚れた場合に定期的な交換も必要です。

以上のように、飛行機の換気は排気の半分が再利用されているので、HEPAフィルターを通して浄化されても、完全に

NBC,news.com Airplane air: not as bad as you think New developments in cabin air quality promise a more comfortable flight

By Barbara S. Peterson 2020年5月18日 http://www.nbcnews.com/id/34708785/ns/travel-travel_tips/t/airplane-air-not-bad-you-think/#.Xzo0QqdxdPa

ウイルスを除去できるわけではありません。しかしながら、基本的には、他の乗り物と比べても、３分間で実質半分の空気が交換されるので、換気の面で安全な乗り物であることは間違いないでしょう。

ただ、いくら換気がなされていても、すぐ近くの乗客同士が感染しないという保証はありません。だからこそ、マスクの着用が欠かせないのです。マスクをしない乗客が搭乗拒否されるのは、他の乗客やスタッフのためにも当然のことです。

2020年８月３日に成田までの国内線の前後の席に搭乗していた男性２人のうち、後部席の男性は直前の席の男性から感染したのでないかと疑われています。マスクをしていても、飲食等でマスクを外すことはあるので、エアロゾル感染の可能性はあるでしょうが、まだ確かなことは分かりません。

基本的には、大型ジェット機は安全な乗り物と言えるでしょう。一方で、小型ジェット機等には、HEPA フィルターはないそうです。

ところで、日本のリニア中央新幹線は完成時に大部分が地下を通る予定です。新幹線と同様な空調設備を付けても、地下のトンネル内では、外部に出した空気は滞留し、新鮮と想定して取り入れた空気がウイルスで汚染されていて、循環型の空気システムと同様に、再び汚染された空気が車内に入ってきてしまう恐れがあります。外部への排出口と外部からの空気の取り入れ口どちらにも HEPA フィルターでも装備しないと危険な乗り物になってしまう恐れがあります。リニア中央新幹線には、地下鉄と同様に、構造上換気が難しいという点での危険があると推測されます。

3　閉鎖的な空間になる乗り物

すべてそれなりの危険性があります。マスクをするしかありません。バスは高速バスや長距離バスなど換気システムが付いている車体では、アメリカの感染病室同様に1時間に12回程度換気するものもあり、かなり安全です。その場合でも、マスクは欠かせません。一方、通常の乗り合いバスは、換気システムは付いていないものや、付いていても、小規模で、全体の換気には向かないものあるので、基本的には、窓を開けて走行することが肝要です。横開き・立て開きにしろ、全ての窓を5センチから10センチ開ければ、かなりの換気が期待できます。冷暖房使用時でも、車体の前後の窓を5センチから10センチ開けることで、空気の流れが生まれて、換気が出来ます。バスの冷暖房は、基本的に循環式で、清浄な空気は入って来ませんので、窓開けは必須です。冷暖房の効果より、安全を重視すべきでしょう。マスク着用はいうまでもありません。今後、第二波・第三波に備えるだけでなく、10年後、20年後にも、こうした感染症が来襲する可能性を考慮すれば、これからは、こうした乗り合いバスや、スクールバスなども含め、不特定多数の乗客を乗せる公共交通では、高速バス等に設置されている外気取り入れ換気システムを設置することを徐々に義務化していくべきでしょう。

電車は、例えば京急などは、車両に換気システムが付いており、1時間に6から12回程度換気するそうで、安心です。

それでも、車両の中では、マスクを着用すべきです。他の鉄道会社では、例えば、ＪＲは、東海道線の車両であれば、列車ごとに中央部に換気システムを備えています。他の会社も、それぞれ何らかの換気を実施していると思いますが、今回のコロナ騒ぎを考慮して製造されていませんので、基本的には、窓の上部を５センチから10センチほど開けるとか、ドアの開閉時に自然換気を行う、始発駅や到着駅では、電車が動き出すまで、すべてのドアを開放して、換気に努めるべきです。エアコンの効率は若干下がりますが、安全第一です。

タクシーなどに乗るときは、運転手さんに頼んで、前後の窓を開けてもらうようにすべきです。エアコン使用時は、暖房・冷房の効率は落ちますが、安全には換えられません。タクシーの大きさからいって、前は５センチ、後ろは10センチ程度必要でしょう。後ろの方を大きく開けるのは、その方が気圧の関係で、効率が良いからです。他の乗り物でも、自分で操作しても良い場合は、適切な大きさで窓を開けてください。ただ、乗り物によっては不可能なこともありますから、乗務員にお願いするか、その指示に従うべきでしょう。

いずれにせよ、窓を開閉できる場合は、天気が良い限り、窓を開けて運転すれば、感染の危険は大幅に軽減できます。また、密閉されていない小さなボートなどは安全と考えられます。フェリー・観光船なども、クルーズ船と同じ危険性があるでしょう。アメリカやフランスの原子力空母で感染がありました。空母は巨大で乗員が多いだけでなく、原子炉を簡単に止めるわけに行かず、艦船を動かす要員は必ず必要ですので、いつまで経っても感染の危険は無くなりません。原子力潜水艦で同様な事態が起きれば、潜水艦は密閉性がより高いので、極めて危険です。

なお、効率を高めるため、循環型の冷暖房を使っている乗り物が多いと思われますが、循環型のエアコンは、循環する度にウイルスをかえって増やしてしまうため、危険です。やむを得ない場合も、停車する度に、ドアや窓を開けて換気することが必要です。また、効率は下がりますが、乗客・乗務員の安全のためには、空気を外部の新鮮な空気と入れ換えながら換気するシステムに変えることが必要です。また、どうしても換気が不可能な場合は、空気清浄機などを乗り物に取り付ける必要もあるでしょう。

第七節　その他の空間での感染症対策への提言

1　スポーツ

屋外のスポーツは、野球にしろ、サッカーにしろ、プレー自体は基本的に安全です。ラグビーは競技方法からして選手の接触場面が多いので、エアロゾル感染の危険があります。ベンチや更衣室、移動のためのバスなどは危険があります。

室内のスポーツは、どのスポーツもそれなりの危険性があると考えます。屋外屋内を問わず、観客や応援団は密集することが多いので、危険を伴います。マスクを付けるべきです。選手がマスクをしたら異様かも知れませんが、マスク装着で危険性が格段に下がります。透明なマスクを付けて違和感を減らすのも一案です。マスクをしたら、十分な呼吸が出来ずプレーに影響するというなら、呼吸が楽な布マスク等を装着するしか有りません。ただ、激しいスポーツは、マスクはどうしても呼吸に影響するので、外すべき場合も出てくるでしょう。

もともと、PCR検査が済んでいて、陰性の判定が出ていれば、マスクを付けなくても、普通の距離で通常の練習や試合が出来るはずです。その意味でも、本来は、PCR検査を全国民に実施すべきです。

2　官公庁

窓口に不特定多数が押し寄せるので、かなり危険な場所です。現在、受付にビニールの覆いを使用するところが増えたのは、飛沫感染の危険を減らす意味では、ある程度評価できます。しかし、既に指摘しましたが、エアロゾル感染の場合、そうしたビニールなどを乗り越えたり、潜ったりしてウイルスが広がるので、それでウイルスを防ぐのは困難です。先ず行うべきは、正面玄関を全面的に開放し、空気が出入りできるようにすることです。できれば、それと対角線上にある別の出入り口も開放すれば、風の通りは良くなります。窓があれば、晴れた日には窓を開けるべきです。猛暑や厳寒の時は、正面玄関も締めざるを得ないでしょうが、そのためには、大型の高性能のHEPAフィルターを備えた空気清浄機を複数設置すべきです。また、もし予算があれば、第三節2(ア)で提案したような、本格的な陰圧室も備えた換気システムを構築すべきです。

なお、提出書類は、もっと電子化し、パソコン等が使えない人には、窓口に赴かなくても郵送でも手続きが済むように配慮すべきです。

3　会社

大勢が密閉された空間で働いている場合は、かなり危険でしょう。出来る限り窓やドアを開放し、換気に努めるべきです。部屋の大きさに応じて、適度な大きさと能力を有する空気清浄機を設置する必要があります。政府は、中小企業に対しては設置費用を補助すべきです。大企業であれば、第三節2(ア)で提案した換気システムを、設置すべきです。

なお、学校だけ休業にしても、会社が開いていれば、そこで感染して、家族に広める恐れが十分あるので、効果は上がりません。テレワークを政府は勧めています。テレワークが出来るところはテレワークをすることは、確かに感染防止に役立つ良い方法です。また、従業員は通勤時間が掛かりませんし、経営者は通勤手当を減らせます。ただ、生産現場ではどうしても人手が必要で、更に、中小企業では、テレワーク自体が資金的にも業務的にも無理なところがあります。

その上、政府が行うことはいつも要請で、休業補償を伴いません。休業補償しないという政府の方針が、休業を困難にしています。政府がコロナ対策として、外国並みの休業補償をしないと、何時までも感染は終わりません。

4　密閉された狭い空間で行われる各種催し・集会等

発表会や学会・入学式や卒業式、入社式、結婚式、葬式などはすべてエアロゾル感染の危険性があります。それは、密閉した会場に多数が集合し、かつ人々が密接した形式で行われるからです。会場も窓がない奥まった場所が多いので、換気にも不都合です。また、儀式が多くマスク着用も憚られる場合が多いので、エアロゾル感染の危険は極めて高いと言うべきです。

一つの方法としては、その大部分を戸外で行えば、危険を大幅に緩和できます。しかし、天候等では、不可能なことも多いでしょう。どうしても、室内で行う場合は、その部屋の大きさに応じて、高性能な空気清浄機を多数設置するか、第三節2㋐で述べたような換気排気システムを構築し、安全を期すべきです。しかし、施設の改造には、かなりの投資を必要とするので、国は、こうした施設の改修には、感染症予防対策の一環としての補助金を出すべきです。長い目でみれば、そうした施設が円滑に運営されることで、経済が活性化され、GDPが増え、国庫も潤うのです。

なお、自然災害等で避難する人たちが利用する避難所などの空間の新型コロナ対策が問題となっています。多くの場合、段ボールの仕切りやビニールシートなどの仕切りをつくり、感染対策は万全としています。しかし、エアロゾル感染の考えから言えば、これでは不十分です。エアロゾルに含まれるウイルスは、そうした仕切りやビニールシートでは隙間や上部から入り込んでしまうので、ウイルスを防ぐことは出来ないからです。体育館のような大きな空間に詰め込む発想を止めて、アパート形式の完全に壁やドアで仕切られた部屋や、空き家などを利用して、分散避難する形式に変えるべきです。誰がどこの住宅に避難したかを行政が把握出来れば良いので、まとめて管理する方法は、コロナで不可能になったと考えるべきです。

5　戸外で行われる各種イベント・レジャーについて

エアロゾル感染の考え方からすれば、戸外で実施される花火大会、伝統行事、寺社等の祭礼、コンサート、運動会、徒歩で実施される遠足、家族単位のピクニックやキャンプ、海岸での水泳やサーフィン、海や河川での魚釣り、登山などは、基本的に安全です。

ところが、日本全国が未だに自粛ムードで、中止にするところや、少数の関係者のみで行うところがほとんどといってよいくらいです。博多どんたく、仙台七夕、京都祇園祭、長崎くんちなどが、皆、既に中止になったり、中止が予定されています。それぞれの祭りは準備も大変でしょうし、様々な理由があることでしょうが、誠に残念なことです。

戸外の場合はエアロゾルが拡散して薄まってしまう可能性が高く、参加者や観客が全員マスクを着用すれば、感染の恐れはほとんどありません。それなのに、感染を恐れすぎです。海水浴場の41％が全国で閉鎖されていますが、人数制限等をして行えば問題ありません。夏の代表的レジャーとして、コロナで沈んだ人々の心を束縛から解放するためにも実施すべきです。7月21日のNHKニュースでも報道されたように、今回の海水浴場閉鎖措置は要請であって、強制力はないので、法律的には遊泳は出来ます。その結果、海の家や監視員、遊泳禁止区域等を設置しないことで、かえって海の事故に迅速に対応できないのではないかと懸念されています。

このように、戸外で行われるイベントやレジャーでも、自粛ムードが蔓延している大きな理由は、新型コロナの感染経路が主にエアロゾル感染であることが、まだ十分に理解されていないところにあります。上述のように、世界32カ国239人の科学者が主張したように、新型コロナの感染経路として「空気感染」を認めることは、今、世界の大きな潮流となっています。

「空気感染」とは「エアロゾル感染」と基本的に同じですが、エアロゾルよりも、もう少し遠方（数十メートルから数百メートルまで）まで、飛沫核（マイクロ飛沫）が風で飛ばされる場合をさすことが多いようです。室内の集団感染は、多くの場合、このエアロゾル感染（空気感染）が主要な原因ですが、戸外では、エントロピーの法則により、遠方へ拡散すればするほど、ウイルスはまばらになり、感染の恐れは急激に減少します。その上、マスクを付けていれば、不織布マスクでも布マスクでも、感染を防げます。布マスクは100％漏れると主張している研究者もいますが、上巻で示した諸論文に照らして、それは間違いです。

本書は終始、「エアロゾル感染（空気感染）」を主張してきたように、空気感染だからこそ、マスクをしなければ感染は防げず、一般人が付けるべきは、9割の感染防御効果がある医療用マスクの「N95」や産業用の防塵マスクの「DS2」ではなく、7割の感染防御効果がある不織布マスク、3割程度の布マスクで十分だと主張しています。それは、WHOやCDCも、一般人が付けるべきは、不織布マスクや布マスクであって、医療用のN95マスクではないと再三注意喚起しているところでもあります。何故そう主張するのか、詳しくは、上巻第二章をごらんください。

また、もう一つの理由は何かのイベントを実施して、クラスターが発生することを異常に恐れているからです。日本では、感染者（正しくは感染確認者）の発生を非難する雰囲気が強く、もしクラスターが発生すれば、感染の発生源として、マスコミやネットから集中砲火を浴びることに恐怖を感じているからだと思います。

しかしながら、エアロゾル感染を正しく理解すれば、戸外で全員マスクという条件を満たせば、感染のリスクは極めて小さいと考えるべきです。

それよりも、感染を恐れ、そうしたイベントを中止することの、精神的・経済的損失の方が遥かに大きく、コロナからの立ち直りが遅れるでしょう。

こうしたイベント・レジャーは、コロナで沈んだ人々の心を元気づける効果があり、精神衛生上、極めて有効です。開催するか否か迷っている場合は、是非、コロナ対策の一環として、実施なさることをお考え下さい。

第九章　新型コロナ対応の法的問題点と国民生活を守る提言

第一節　新型インフルエンザ等特措法改正法と対応の検討

新型コロナウイルス感染症による被害はまだ始まったばかりかもしれません。しかし、社会・経済にはすでに十分な打撃を与えています。感染爆発に対する危機管理法として制定された「新型インフルエンザ等対策特別措置法」（2012年法律31号）による対応を検証します。

1　2020年新型インフルエンザ等対策特別措置法改正

「新型コロナウイルス感染症」を適用対象とするため「新型インフルエンザ等対策特別措置法」（特措法）を2020年3月に改正しました。この改正は、特措法本体の規定を変更することなく附則3項を追加することにより「新型インフルエンザ」を「新型コロナ」と読み替え、特措法を「新型コロナ」に適用することを可能とする改正でした。そのため特措法制定時の2012年に議論された特措法による「新型インフルエンザ等緊急事態宣言」（緊急事態宣言）の反立憲主義的問題及び「新型インフルエンザ等緊急事態措置」（緊急事態措置）の人権制限的問題が、あらためて改正過程においても再燃しました。

2　2012年新型インフルエンザ等対策特別措置法制定

特措法は、病原性の強い新型インフルエンザ等（想定していたのはH5N1型等）の感染爆発に備えるため2012年5月に制定・公布され、2013年に施行されました。特措法は、感染症に対する既存の法律である感染症法および検疫法による措置とともに、感染症法等を超える強度の対応が必要である場合、感染症を危機管理の観点から感染症対策を補強します。感染症法では感染者の特定と入院、就業制限、健康監視等を実施します。特措法は、感染症法等ではできない、公衆衛生的な対策に法的根拠を与え、社会全体にわたる総合的な対策を統一的に実施することを目的として制定されました。

2003年のSARSの流行、2009年の新型インフルエンザ（H1N1型）の発生をきっかけに感染症爆発の危機に対応する危機管理体制とその法的基盤の確立が求められました。しかし、成立した特措法は、不十分な点もありました。

３　法律家からの批判

法律家からの批判は、特措法の緊急事態宣言、緊急事態措置の人権制限的問題でした。代表的な議論として日本弁護士連合会（日弁連）の声明を取り上げます。日弁連は、「新型インフルエンザ等対策特別措置法案に反対する会長声明」（2010年3月22日・日弁連声明）を出しました。日弁連声明は、強制力や拘束力を伴う広汎な人権制限（病院の強制使用、臨時医療施設のための土地の強制使用、特定物資の収用・保管命令、医療関係者に対する医療行為の指示、指定公共機関に対する総合調整に基づく措置実施の指示、施設の使用制限等の指示、緊急物資等の運送・配送の指示）の条項を指摘するとともに、これらの人権制限の前提となる「新型インフルエンザ等緊急事態宣言」の公示の要件の抽象性・曖昧性を批判しました。

また施設の使用制限が、集会の自由を制限すること、指定公共機関である日本放送協会に対する指示が報道の自由に対する規制としては曖昧であること等、表現の自由に対する規制を法案に対する反対の根拠としていました。

声明は、政府の新型インフルエンザ対策行動計画（2011年9月20日）の被害想定に対しても科学的根拠に疑問を呈しています。厚労省の被害想定であるスペインかぜの致死率2％で計算した死者64万人が根拠をもたず過大であるというものでした。たしかに2009年に発生したH1N1型インフルエンザは、幸いにも病原性が低く、それに対して過剰な公衆衛生上の対応が行われたことに対する批判がありました。感染症の専門家が危機感をもっていたのは、病原性の高いH5N1型インフルエンザの感染爆発でした。

4　感染症等の専門家からの批判

公布された特措法は、感染症の専門家からみると不十分なものでした。法律家が科学的根拠をもたないと批判した被害想定の死者64万人は、感染症専門家からみると甘すぎました。感染症専門家は、特措法が公衆衛生的介入に法的根拠を与えたこと、医療従事者に対する実費弁償、事故の場合の補償等の規定が入れられたことは評価できるとしても、事前接種や事前対応がほとんど盛り込まれていないこと、医療従事者や社会機能維持者などに対する感染防御やワクチン接種などの事前対策が欠落していることを批判しています（岡田晴恵・田代眞人『感染症爆発にそなえる——新型インフルエンザと新型コロナと』岩波書店、2013年)。

5　2020年特措法改正案の審議と野党共闘への影響

2020年3月13日、特措法改正案は、与党（自公）、維新、立憲・国民等会派の賛成により成立しました。共産党、れいわ新選組が反対しました。当時、森友・加計問題、「桜をみる会」等国政私物化、政治腐敗問題での追及で野党共闘が継続・発展していましたが、特措法改正案については野党の対応が異なりました。

特措法改正に対する批判は、緊急事態宣言と緊急事態措置の反立憲主義的性格（権力分立・人権)、「新型インフルエンザ等緊急事態」の要件の曖昧性でした。また日本放送協会が指定公共機関として政府の指示を受けることによる報道の自由への危惧であり、この点について、改正案に賛成の立憲民主会派の議員が離党することになりました。

日本放送協会が、指定公共機関として、政府の指示の下におかれるという問題を、国際NGO「国境なき記者団」も重視し、編集権の独立性が侵害される可能性があることから、NHKを指定公共機関から外すように勧告しています。

特措法の改正過程、その施行においては、もっぱら緊急事態宣言—緊急事態措置の人権制限的性格が中心に議論されました。

反対に、感染症に対する危機管理法としての有効性についての議論は行われていません。しかし、平時から新型インフルエンザ等感染症に備えることは合理性をもちます。ただし、法的対応としての緊急事態対策であり、憲法上の緊急事態ではありません。

⑴　発生前の措置として、特措法は、政府行動計画、都道府県行動計画の策定により感染症の発生に備えます。
⑵　発生後は、政府対策本部の設置、新型インフルエンザ等対策、基本的対処方針の策定。新型インフル等が発生した場合、政府対策本部を設置し、病原性の高いものであった場合、緊急事態宣言を公示することになります。
⑶　緊急事態宣言後は事後対応としての緊急事態措置
　事後的な緊急事態措置よりも、緊急事態を回避する⑴⑵が重要です。しかし、十分な準備は行われていません。例えば、政府行動計画は、2013年6月に策定されたものが見直されないままです。

6　緊急事態に対する法的対応と憲法的対応

大規模自然災害が発生するたびに、日本国憲法に緊急事態条項を創設する必要があるという言説が主張されています。大規模自然災害という惨事に便乗した改憲論です。東日本大震災と自民党の「日本国憲法改正草案」(2012年4月27日)、熊本地震（2016年4月14日）と菅内閣官房長官の記者会見による緊急事態条項創設のための改憲の提起等が想起されます。今回の新型コロナウイルス感染症の発生に際しても、感染爆発という危機を緊急事態条項による改憲に利用しようとしていると思われます。

安倍首相が特措法による「緊急事態宣言」の公示を報告した2020年4月7日の衆院議院運営委員会質疑において、首相は、遠藤敬議員（日本維新の会）の質問に対し、自民改憲4項目に触れ緊急事態条項の創設は「極めて重く大切な課題」であると答弁し、憲法審査会での改憲論議を呼びかけました。

このような改憲の動きがあるからといって、自然災害や感染爆発に備えた法制度が不要であるということにはなりません。自然災害においても感染症爆発においても、法律によって対処すべき事態であって、憲法に緊急事態条項を設ける必要はありません。

自然災害において、災害対策基本法は、事前の予防、発災後の応急対策、事後の復旧対策をさだめ、災害緊急事態の布告は、発災後の措置です。

自然災害対策と同様に、感染症対策としても、事前の準備が重要であり、緊急事態宣言―緊急事態措置を回避できる事前対策（有効な行動計画の策定、医療従事者・社会的機能維持者等の事業継続要請・指示を受ける職種に対する事前対策）がより重要であることは言うまでもありません。

7　公立・公的病院の再編統合問題

このような改憲論は、自然災害や感染爆発の事後対応に重点をおくことから生じる議論であるという点で共通しています。感染爆発を回避する観点、緊急事態宣言が必要となる事態に至らないように十分な準備をするという観点が欠落しています。災害等が起こる前から準備や対策を、十分かつ継続して実施しておこうという姿勢が見えません。感染症対策においては、むしろ反対に、医学部定員の抑制、保健所の半減、公立病院の再編等を実施し、緊急時に備える医療を弱体化してきたのです。保健所統廃合・削減路線によって、1990年に850カ所あった保健所は、2019年には472カ所へと減少しました。

厚生労働省は、2019年9月、公立・公的病院424病院を実名をあげて再編統合の検討を迫りました。安倍政権は、2014年、医療費増を抑制するために「医療介護総合確保法」を制定し、地域医療圏ごとに計算された必要病床をもとに地域医療構想をつくり、病床数や医療機関再編を議論することになりました。424病院の再編リストは、地域での再編協議を経ず、厚労省が一方的に「診療実績」「同種の病院の近接」「代替可能性」などの基準で公立・公的病院の統合廃止を指定したものです。

公立・公的病院は、今回のコロナウイルス対策で重要な役割を果たしています。厚労相も「感染症対策における公立・公的医療機関の果たす役割は大変おおきなものである」と答弁しています（2020年3月3日・参院予算委員会）。厚労省は、大臣の答弁の翌日3月4日、再検証の期限の「再整理」をする通知をだしました。通知は、撤回とは言っていないため統廃合路線を変更することはありません。

8　政府行動計画の評価と問題点

特措法は、2013年4月に施行され、「新型インフルエンザ等対策政府行動計画」（以下、「政府行動計画」及び「新型インフルエンザ等対策ガイドライン」が2013年6月に策定されました。政府行動計画は、閣議決定と国会への報告が求められます（特措法6条4項・6項）。また策定に際して感染症の専門家・学識経験者の意見を聴くことが求められています（6条5項）。

政府行動計画には、新型インフルエンザ等発生時の基本的な対応方針や国が実施する措置が記載されています。発生した感染症の特性を踏まえ、対策の選択肢を示すものです。

政府行動計画について、「政府は、適時適切に政府行動計画の変更を行う」ことになっています。しかし、2013年6月以降、今回の新型コロナ発生までの間の変更はありません。

現行の政府行動計画は、「新型インフルエンザ等対策に関する基本的な方針」と発生段階ごとの対策の部分に分かれています。

「基本的な方針」は、概略以下のようになっています。

新型インフルエンザ等の発生そのものを阻止することは不可能であり、国内への侵入も避けられない。患者の発生が一定期間に偏って、医療提供のキャパシティを超えないようにすることを国家の危機管理に関する重要な課題と位置づける。そのために、①感染拡大を可能な限り抑制し、国民の生命及び健康を保護する。流行のピークを遅らせ、医療体制の整備やワクチン製造のための時間を確保する等。②国民生活及び国民経済に及ぼす影響が最小となるようにする。

政府行動計画は、感染症の発生段階を「未発生期」「海外発生期」「国内発生早期」「国内感染期」「小康期」に分類し、それぞれの発生段階に応じた体制をとることになっています。

9　改正特措法の適用の検証

改正特措法は、2020年3月13日に成立し、14日から施行されました。これによりようやく新型コロナウイルス感染症に特措法が適用されることになったのです。それまでは、政府の特異な法解釈により、特措法は、新型コロナウイルスには適用されませんでした。新型コロナウイルス感染症を特措法上の「新感染症」として適用すべきという意見に対して、厚労相は、「何が原因か分からないものがあるための『新感染症』という規定だ。今回は新型コロナウイルスだと分かっており『新感染症』ではない」と答弁しています。しかし、参議院内閣委員会に参考人として出席した感染症の専門家の意見はこれとは異なり、同感染症を「新しい感染症」だという意見を述べています。これは尾身茂・政府専門家会議副座長の意見であり、国民のほとんどが免疫を獲得していない、という理由を示しています。

このようにして、既存の法律を使えず、国内で感染者が確認されてから、「新型インフルエンザ等」を「新型コロナウイルス」に読み替えるという法改正をするまで、2カ月を空費してしまいました。

政府は、1月30日に、新型コロナウイルス感染症対策本部を閣議決定により設置していました（「新型コロナウイルス感染症対策本部の設置について」閣議決定）。しかし、これも特措法に基づくものではありませんでした。特措法を改定し、新型コロナに特措法を適用できるようにしたのち、閣議決定を改訂し、政府対策本部を法に基づくものに移行させたのはおよそ２カ月後の３月26日のことです（特措法15条１項）。日本は法的根拠のある感染症危機管理体制をつくるために３カ月近くを使ってしまいました。

また政府対策本部の決定により、政府対策本部の下に、新型コロナウイルス感染症の対策について医学的な見地から助言等を行うために、「新型コロナウイルス感染症対策専門家会議」（専門家会議、座長＝脇田隆字国立感染症研究所所長）を設置しました（「新型コロナウイルス感染症対策専門家会議の開催について」対策本部決定・2020年２月14日）。感染症対策を実施するうえで専門家の意見・助言を聴取することは極めて重要であり、特措法も、政府行動計画の作成・変更及び基本的対処方針の策定・変更に当たり、「感染症に関する専門的な知識を有する者その他の学識経験者の意見」を聴くことを求めています（特措法６条５号、18条４号）。

これらの役割を果たすため、特措法上は、「新型インフルエンザ等対策関係閣僚会議」の下に設けられた、「新型インフルエンザ等対策有識者会議」（有識者会議）、「基本的対処方針等諮問委員会」（諮問委員会）が、設置されています（「新型インフルエンザ等対策有識者会議の開催について」2012年８月３日・関係閣僚会議決定）。これに対して、専門家会議は、特措法上は直接の根拠を持たない組織でした。

専門家会議は、２月14日の設置以後７回にわたり、「新型コロナウイルス感染症対策の状況分析・提言」（状況分析・提言）を行ってきました。専門家会議という法的根拠を持たない組織が、政策決定においては最も影響力を行使してきたと言えるでしょう。政府は7月3日、有識者会議の一つの分科会として「新型コロナウイルス感染症対策分科会」を設けることとし、専門家会議を廃止しました。

専門家会議の提言について、科学者が社会的判断に介入することにより専門家の役割を「踏み越え」たものであるという批判があります（米村滋人「感染症対策の法的ガバナンスと専門家の役割」『法律時報』2020年6月）。また、専門家会議のあり方を、日本学術会議の「科学者の行動規範」や世界医師会の「ヘルシンキ宣言」からの逸脱と批判する見解もあります（本堂毅「感染症専門家会議の『助言』は科学的・公平であったか：科学者・医学者の行動規範から検証する」『世界』2020年8月）。専門家会議の果たした役割は検証すべきです。しかし、専門家会議の議事録は作成されていないことが明らかになりました。議事概要だけが公表され、議事録が公表されないのでは、検証のしようがありません。

感染症対策における政府と専門家の関係について、日本学術会議は、この問題についての提言「感染症の予防と制御を目指した常置組織の創設について」（2020年7月3日）[注1]を発表しました。この提言は「公正中立な立場で必要な施策を策定し、内閣に助言等を行う感染症予防・制御委員会」が、「緊急対応が必要と考えられる場合、原則として複数のシナリオを想定し、それらを基に案を内閣に提示する」、「感染症委員会が提示する案を基に、内閣が具体的な対策を政策的判断で決定し、内閣の

注1　日本学術会議　第二部大規模感染症予防・制圧体制検討分科会

責任において一元的に感染症対策に当たることとする」というもので、特措法上曖昧であった政府と専門家会議・感染症対策分科会との関係を整理し、国民が信頼できる政策判断をするうえで検討されるべき提言です。

特措法上の感染症対策は、緊急事態宣言の公示とそれに基づく緊急事態措置に中心があるとしても、それだけではありません。たしかに緊急事態措置は、民主主義、立憲主義の観点から問題が少なくないわけですが、緊急事態措置に至る以前の対策がむしろ重要です。発生前に準備すべき政府行動計画とそれに基づく都道府県行動計画、市町村行動計画の策定とそれに基づく医療体制、検査体制の整備等です。

また国内発生の報告（特措法14条）と政府対策本部の設置（特措法15条）、基本的対処方針の決定（18条）などによる、緊急事態宣言に至る以前の「新型インフルエンザ等対策」（特措法2条2号）をとることにより、緊急事態措置をとることを回避する努力をすることが必要です。今回の適用は、厚労大臣の総理への報告が3月26日、同日に政府対策本部の設置（特措法15条1項）、基本的対処方針の決定が3月28日、緊急事態宣言が4月7日というように、ほとんど緊急事態措置をとるために法改正、対策本部の設置が行われたという経過です。もし3カ月前に、改正前の特措法を新感染症として適用し、政府対策本部を設置、基本的対処方針を決定しておれば、緊急事態措置という犠牲の多い手段をとる必要がなかったかもしれません。

特措法の適用が遅れたため都道府県知事が勝手に法的根拠のない「緊急事態宣言」を行ってみたり、首相自身が、法的根拠のない休校要請（2月27日）をしたりという問題が発生しました。総理大臣による休校要請は、法的拘束力のない行政指導でしたが、事実上の強い拘束力をもち99％の学校が要請に従いました。総理による直接の行政指導は、学校の管理は、教育委員会の権限であること、専門家に諮っていないこと、文科省との調整をしていないこと、教育を受ける権利を侵害していることなどの問題をもっていました。

この問題について永井幸寿弁護士は、内閣総理大臣による学校への要請は「憲法改正によらず国家緊急権を発動したに等しい結果を生んだ」「あえて緊急事態条項を設けていない日本国憲法の理念に反する」「権力濫用のおそれのある危険な行為」として厳しく批判しています（永井幸寿「新型コロナウイルスと緊急事態条項——法律制度を整理する」『世界』2020年5月）。

北海道知事は、北海道の感染者が全国最多という状況のもと2月28日、「緊急事態宣言」を発して学校を休校とし、週末の外出の中止を呼びかけました。この「宣言」も法的根拠をもたない行政指導でした。もし特措法の適用がされておれば、緊急事態宣言の以前であっても、特措法24条9項による協力要請として、少なくとも法律に基づく都道府県対策本部長による協力の要請をすることができました。

10 国民生活安定緊急措置法等の適用

特措法は、公衆衛生的介入のほか、国民生活安定を目的とした経済的介入についても定めています。特措法自体が、緊急事態措置の実施に必要な物資（特定物資）について事業者に売渡の要請、要請に応じない場合の収用、保管等を命じることができる規定（55条）をもっています。さらに、特措法59条は、緊急事態において、国民生活物資の価格の高騰又は供給不足（おそれも含む）の場合において、いわゆる統制立法である「買占め売惜しみ防止法」[注2]「国民生活安定緊急措置法」（安定法）「物価統制令」等による措置を求めています。

政府は、これら統制立法の適用について、買占め売惜しみ防止法2条1項に規定する事態[注3]とまでは認められない、国民生活安定緊急措置法3条1項に規定する事態[注4]までとは認められない（答弁書　内閣参20138号・2020年2月21日）という答弁をしていました。

しかしその後、国民生活安定緊急措置法26条の適用により、施行令の一部改正により「衛生用マスク」（3月10日閣議決定）及び「消毒等用アルコール」（5月22日閣議決定）を指定し、購入価格以上での転売を禁止しました。特措法59条は、「緊急事態において」という限定をつけており、緊急事態の宣言が4月7日であるため、3月10日の「衛生用マスク」の指定は、特措法59条とは関係なく、安定法を適用したと考えられます。

これら統制立法のうち、「買占め売惜しみ防止法」は、「特別の調査を要する物資」を指定し、価格動向・需給状況の調査を、

注2　「生活関連物資等の買占め及び売惜しみに対する緊急措置に関する法律」（1973年法律48号）

注3　生活関連物資等の価格が異常に上昇し又は上昇するおそれがある場合において、当該生活関連物資等の買占め又は売惜しみが行われ又は行われるおそれがあるとき

注4　物価が高騰し又は高騰するおそれがある場合において、国民生活との関連性が高い物資又は国民経済上重要な物資の価格が著しく上昇し又は上昇するおそれがあるとき

安定法は、標準価格の決定（3条）、標準価格での販売の指示（6条）等価格的介入を中心としています。しかし、これらの規定は適用されることなく安定法26条の生活関連物資の譲渡制限が適用されました。

衛生用マスク、消毒等用アルコールが小売店の店頭から消え、国民は入手困難となったわけですから、これらの統制立法にある調査権の積極的活用により、「必要な情報を国民に提供する」（安定法3条）ことが求められていました。

11　なぜ対応が遅れたか　祝賀資本主義

特措法は、発生時における措置（3章）と緊急事態措置（4章）の2段の措置を規定しています。今回の適用は、発生時における有効な措置をほとんどとらないまま、感染が拡大してしまい、緊急事態措置をとらざるを得なくなったということです。

日本において新型コロナウイルスによる感染症への対応が遅れたのは、なぜでしょうか。安倍政権が、東京オリンピックの開催にこだわったためです。これは守中高明早大教授が指摘するように祝賀資本主義（ジュールス・ボイコフ）がもたらした人災です（守中高明「新型コロナが問う日本と世界　弱者を切り捨てる思考」『しんぶん赤旗』2020年5月15日）。

ジュールス・ボイコフは、祝賀資本主義 celebration capitalism の概念を使い、1984年以降のオリンピックと資本との関係を分析しています。ボイコフは祝賀資本主義について次のような説明しています。

惨事便乗型資本主義（ナオミ・クライン）は大惨事を利用し、

祝賀資本主義（ジュールス・ボイコフ）は祝賀状態を利用し、政治家や経済界の仲間たちが平時には不可能な政策を進めるための道を切り開きます。二つの資本主義、惨事便乗型資本主義と祝賀資本主義は、両者とも民主主義的なプロセスを損なうという特徴があります。惨事便乗型資本主義と祝賀資本主義は、相互に補完し、また相互に移行します。

12 基本的対処方針（2020年3月28日）の評価と問題点

問題は、戦後西側諸国のなかでもっともリベラル・デモクラシーの価値から遠い政権のもとで、私権に「配慮」した方針が採用されていることです。

日本の新型コロナウイルス対策の特徴は、「社会・経済機能への影響を最小限に留め、諸外国で行われている『ロックダウン』（都市封鎖）のような施策は実施しない」（基本的対処方針2020年4月22日）ということに典型的に表れています。基本的対処方針には、「ロックダウンを実施しない」ことが繰り返しあらわれます。ここでいう「諸外国」とは、最初に都市封鎖を行った中国のような権威主義的国家だけでなく、米国及び欧州諸国の自由・民主主義国家が念頭に置かれています。

13 世界の注目を集める「日本モデル」（専門家会議「状況分析・提言」、2020年4月1日）という評価

ロックダウン（都市封鎖）せず効果をあげている「日本モデル」という評価についてはどうでしょうか。「日本モデル」とは、市民の行動変容、クラスターの早期発見・早期対応に力点

を置いた取組です。専門家会議の状況分析・提言（2020・4・1）は、このような対応について、「日本モデル」として世界から注目されているといっています（新型コロナウイルス感染症対策専門家会議「新型コロナウイルス感染症対策の状況分析・提言」2020年4月1日、11頁）。

「基本的対処方針」（2020年3月28日、4月16日変更）にみられる日本的特徴は、対策の実施において、「国民の自由と権利」に対する制限は「必要最小限」のものでなければならない（特措法5条）ということに配慮したことになっています。

そのため、基本的対処方針は、権利制限を伴う国民にたいする協力要請の順序を「特措法24条9項による要請から始めて特措法45条1項による要請」として例示しています。すでに、緊急事態宣言が公示されている場合においても、この順序をとることを定めています。

特措法24条9項による「新型インフルエンザ等対策」（2条2号）としての国民への協力要請は、対策本部設置後、緊急事態宣言の公示前にとることができる対策です。他方、特措法45条1項による「新型インフルエンザ等緊急事態措置」（2条3号）としての協力要請になると、要請に従わない場合の指示と公表があります。刑事罰はありませんが、公表は、日本社会においてはかなりの社会的制裁力をもっています。

「日本モデル」においては、欧州諸国のように、外出制限を刑事罰等による制裁により実施するのではなく、国民の自主的な「行動変容」により実施しようとしています。このようなモデルが通用する背景には、個人主義の発達した欧州諸国と異なり、日本社会における集団主義の存在と集団主義による個人への同調圧力があります。このことはさまざまな場面における「自粛」という言葉にあらわれています。特措法45条1項の「外出をしない…協力を要請する」は、「外出の自粛」と表現される等。すなわち、欧州諸国においては、強力な社会的統制＋国民的な自発性の喚起があり、日本においては、ゆるやかな外出規制＋集団主義的同調圧力＝「自粛」ということになるでしょうか。

基本的対処方針は、また「国民（が）一丸となって」という句を多用します。「政府や地方公共団体、医療関係者、専門家、事業者を含む国民が一丸となって、新型コロナウイルス感染症対策をさらに進めていく」というような文脈です。国民は同様に外出制限や休業要請で被害を受けているわけではありません。「国民一丸となって」という精神論は、一見ソフトな罰則を伴わない協力要請を精神的に支えるものとなっています（「自粛警察」「コロナ自警団」など）。

しかし、欧州諸国においては、強力な社会的統制だけでなく、それにともなう経済的支援のあることもよく知られています。日本においては、外出制限、休業要請にともなう経済的支援・補償がないまま「自粛」させられているという事態になっています。さらに、補償が無い状態で生き残るためにやむなく営業する人への嫌がらせを「自粛警察」という一団が行っていることは、「気の緩み発言」と共に、政府の無策の責任を国民に転嫁するもので、「日本モデル」の有する本質的な欠陥を露呈しています。

14 緊急事態条項の創設ではなく人権規定を生かした対応を

外出制限や休業などのさまざまな要請を実効あるものにするための最大の担保は補償であるのに、それがなされていないことが問題です。

新型コロナウイルスの危機に対応するためには、憲法を改正して緊急事態条項を設けることではなく、日本国憲法を生かして、恐怖と欠乏からの自由（前文）、生命・自由・幸福追求の権利（13条）、健康で文化的な生活を営む権利・公衆衛生（25条）、教育を受ける権利（26条）、勤労の権利（27条）を実現することが必要です。権利の実現にあたっては憲法とともに国際的な連帯も必要です。国連の社会権規約委員会は、コロナ危機に際して声明を出しています（「コロナウイルス感染症〔COVID-19〕世界的流行と経済的社会的文化的権利に関する声明」2020年4月6日・社会権規約委員会採択）。社会権規約加盟国は、締約国の実施義務として、あらゆる経済的、社会的および文化的な権利の全面的な実現のために、「自国における利用可能な手段を最大限に用いる」（社会権規約2条）義務を負っているわけですから、特措法の施行についても、これらの権利の実現のために最大限の予算をつけること、予算を人権の観点から考えることが求められます。

第二節　緊急経済対策（補正予算）と消費税減税

1　緊急経済対策（2020年4月7日）の問題点

4月7日、政府対策本部は、新型インフルエンザ等緊急事態の公示（特措法32条）とともに、政府は「新型コロナウイルス感染症緊急経済対策～国民の命と生活を守り抜き、経済再生へ～」（以下、緊急経済対策）と2020年度補正予算案を閣議決定しました。特措法は、国民に外出制限、施設の使用制限等を要請・指示することにより感染防止をおこなうものであるにもかかわらず、行政の要請・指示によって生じる経済的損失の補償は、ほとんど規定されていないという欠陥がありました。感染防止の効果をあげるためには、政策によってこの不備を補う必要がありました。外出制限・休業要請と経済的補償を一体のものとして実施するということです。しかし、緊急経済対策は、補償のない人権制限という特措法の不備を補うものではなく、この観点からするときわめて不十分なものです。また感染者の増加に対して医療体制、検査体制を強化するという課題に対応するものになっていません。

緊急経済対策は、経済対策の考えとして2つの段階を考えています。⑴感染症拡大の収束に目途がつくまでの間の「緊急支援フェーズ」、⑵収束後の反転攻勢に向けた需要喚起と社会変革の推進、いわば「V字回復フェーズ」の2つです。感染症の収束にはワクチン等の開発が必要です。しかしワクチンの開発にどのくらいの期間が必要か、1～2年かかるのか、それとも5年以上かかるのか、今のところまだわかりません。それにしては、緊急経済対策は、収束後の経済活動に対する支援について力を入れています。「GoToキャンペーン事業（仮称）」（感染収束後に旅行商品を購入すると、その半額、最大2万円のクーポンを付与する事業）などがその典型です。その予算は、1兆3500億円規模であり、医療体制の強化に対する支援、例えば感染症緊急包括支援交付金1490億円と比べると優先順序が異なるのではないかという疑問がもたれます。

2　消費税減税による経済回復

日本経済は、安倍政権のもとでの2014年4月及び2019年10月の消費税増税による景気後退のうえに、さらに新型コロナによる打撃をうけています。緊急経済対策は、上記のどの段階においても、消費税の減税にはふれるところがありません。緊急経済対策の柱の1つに租税措置があります。そこでは、収入に相当の減少があった事業者の国税・地方税及び社会保険料の1年間の納税猶予や固定資産税・都市計画税の特例等はありますが、生活と雇用を守るうえで重要な消費税についてふれるところはありません。

消費税を減税することは、緊急経済対策のいう2つの段階のいずれにおいても重要です。緊急支援の段階において、収入の少ない弱者により重い負担のかかる消費税を減税することはそれ自体が生活を支援することになります。また回復の段階において、消費税減税は、消費を喚起し、需要を拡大する効果をもたらします。

現在、新型コロナの重症患者に対応している病院で使用する医療機器や薬剤に消費税は上乗せされて負担を重くしています。消費税率を引き下げれば、感染症対策の最前線の医療を支援することになります。

ドイツは、7月1日から年内に限定し、日本の消費税に相当する付加価値税の税率を、19%から16%に引き下げ、食品などの軽減税率も7%から5%に引き下げました。イギリスも、外食、ホテル、劇場などを対象とし、付加価値税の税率を20%から5%に引き下げました。期間は7月15日に開始し、2021年1月12日までの限定で、減税分の総額は41億ポンド（約5500億円）の見込みです。海外では半年程度の期間限定で付加価値税減税を実施する国が相次ぎ、7月23日現在で、ドイツ、イギリスを含み21カ国となっていることがAvalara社の資料等からあきらかになっています（『しんぶん赤旗』2020年7月24日）。

第一生命経済研究所は、GoToトラベルが、東京都を除外して実施を前倒ししたことにより、その需要創出効果は0.6兆円程度と当初の6割程度となると分析しています。さらに、GoToトラベルと消費税減税の効果を比較し、もし日本が、半年間の期限付きで全品目軽減税率を導入すれば、2.4兆円程度の財源（GoToトラベルの1.7兆円分＋7000億円）で、実質GDP押上効果は1.3兆円程度が期待できると試算しています（「Economic Trends: GoToキャンペーンと消費減税」2020年7月22日）。同リポートは、経済効果だけでなく、消費税減税は、

GoTo トラベルのような感染拡大が懸念される移動を伴わなくても需要喚起の効果が期待できることも指摘しています。

第三節　小規模事業者・フリーランス等に対する支援

緊急経済対策の中には、「全国で 5,000 万余りの世帯全てを対象に１住所当たりマスクを２枚配布する」という荒唐無稽なものまで含まれており、未曾有の危機への対応としては、その内容と規模において不十分です。緊急経済対策の大部分が企業向けのものであり、その副題「〜国民の命と生活を守り抜き、経済再生へ〜」の前半よりも後半部分に力点があり、個人の生活・命を守ることよりも経済活動の維持に重点が置かれていることがあきらかです。上記の「Go To キャンペーン事業（仮称）」などはその典型です。

政府の緊急経済対策と補正予算の中で、生活・雇用・経営を守るという点で重要な政策を検討してみてみましょう。

１「雇用調整助成金」の特例

雇用の維持という点では、従業員に休業手当を支払った企業に政府が支給する雇用調整助成金の活用が重要です。緊急経済対策は、「緊急対応期間（2020 年４月１日から６月 30 日まで）において、助成率を、中小企業は５分の４、大企業は３分の２に引き上げ、さらに解雇等を行わない場合には、中小企業は 10 分の９、大企業は４分の３とするとともに、雇用保険被保険者でない非正規雇用労働者も対象とするなどの拡充を行う」などの特例措置を設けました。

厚生労働省によると、5月1日現在で、全国のハローワークに約25万5000件の雇用調整助成金の相談を受け、11日時点の支給決定件数は5054件（たったの2%）です。4月中は申請から支給決定まで平均21日もかかっています。用意しなければならない書類が多く複雑で、手続きや審査を簡素化し支給までの時間を短縮することが求められています。

また、オンライン申請に不具合が出たことや、政府が「雇用調整助成金」として用意した予算8330億円のうち、5月20日現在で支給されたのは、僅か40億円（0.48%）で、支給の余りの遅さが問題です。助成金が届く頃には企業が無くなっている可能性もあります。

2 「持続化給付金」創設

緊急経済対策は、小規模事業者やフリーランスを含む個人事業者に対するセーフティネットとして事業の継続を支える「持続給付金（仮称）」を創設しました。利用するためには、事業収入が前年同月比50%以上減少したことが求められます。中堅・中小企業は上限200万円、個人事業主は上限100万円の範囲内で、前年度の事業収入からの減少額を給付することとしています。

持続化給付金の考え方は経済産業省によると「人件費を除く固定費の半分程度を給付する」というものです。事業の継続のためには、固定費の半額ではなく固定費の全額にすべきでしょう。また売上げの半減以上の条件を緩和し、もっと利用しやすい制度にすることが求められます。なお、2020年1月以降に創業した人は対象にならない点も問題とされています。

3 「特別定額給付金」

緊急経済対策は、「休業等により収入が減少し、生活に困っている世帯に対して、生活維持のために必要な資金を迅速に交付する新しい給付金制度」の創設を提案しました。しかし、この制度は給付に次のような条件をつけていました。世帯主の月間収入（本年2月～6月の任意の月）が、①新型コロナウイルス感染症発生前に比べて減少し、かつ年間ベースに引き直すと個人住民税均等割非課税水準となる低所得世帯や、②新型コロナウイルス感染症発生前に比べて大幅に減少（半減以上）し、かつ年間ベースに引き直すと個人住民税均等割非課税水準の2倍以下となることです。しかも給付は、個人ではなく世帯を対象として、1世帯当たり30万円の給付を行うというものでした。

しかしこの制度は、国民に分断をまねくと不評で、政府は、当初計画していた減収世帯への30万円給付を取り下げ、全国民に一律10万円を配る「特別定額給付金」に変更されました。予算額は12兆8803億円となりました。政府が閣議決定した補正予算案を組み直すことは極めて珍しいことです。

ところが、マイナンバーからのオンライン申請で別世帯の祖父母まで申し込んでしまったり、暗証番号を忘れたり、確認のために再度申請すると複数回登録され、2回支給されたりとの混乱が起きているということです。そのため、各自治体で、1件1件手作業でオンライン申請の確認作業をしており、郵送の方が早いという逆転現象さえ生まれています。

国民の救済よりも、この際にマイナンバーカードを一気に普及させようとした政府の下心が混乱を招いているのです。そもそも、年金受給者（総人口の27.5%）なら、現在利用している通帳に振り込むだけで事務は済んだはずで、余計な事務で時間とお金を使っていることになります。

緊急経済対策は、緊急事態措置をとる都道府県に対する交付金を創設することによって間接的に事業主等の支援をすることとし、以下の２つの交付金を創設しています。

４「新型コロナウイルス感染症対応地方創世臨時交付金（仮称）」

「新型コロナウイルス感染症対応地方創生臨時交付金（仮称）」は、感染症対応のため地方公共団体が地域の実情に応じて必要な事業を実施できるようを創設されたものです。全国知事会の要請等により、都道府県が行う緊急事態措置に協力した事業者等に対する「協力金」など個人や事業者に対する補助金や助成金に活用できるようになりました。

「新型コロナウイルス感染症緊急包括支援交付金（仮称）」

感染拡大防止策や医療提供体制の整備について、地域の感染状況等の実情に応じて、各都道府県が必要とする対応を柔軟かつ機動的に実行していくことができるよう、「新型コロナウイルス感染症緊急包括支援交付金（仮称）」を創設する。同交付金は、病床や人工呼吸器の確保を目的にしています。しかし、予算の規模は1490億円しかありません。全国知事会は、総額の増額を要請しています。

第四節　文化・芸術を守るための経済的補償

俳優・音楽家・大道芸などの芸術家に対する経済的保障をする必要があります。日本俳優連合（文化と芸能界、庶民芸能を支える俳優の連合）の主張へ耳を傾けるべきです。

文化芸術基本法（2011年法律148号）によれば、文化芸術が、「人々の創造性をはぐくみ、その表現力を高める」こと、「人々の心のつながりや相互に理解し尊重し合う土壌を提供し、多様性を受け入れることができる心豊かな社会を形成する」こと、「世界の平和に寄与する」など、高い役割を認めています。その文化芸術が新型コロナウイルス感染症の拡大に伴う政府のイベント中止要請により危機にさらされています。

文化芸術基本法は、国が、「文化芸術に関する施策を総合的に策定し、及び実施する責務を有する」（3条）ことを定め、また「政府は、文化芸術に関する施策を実施するため必要な法制上、財政上又は税制上の措置その他の措置を講じなければならない。」（6条）と定めています。

この政府の法制上の措置義務は、平時についてのものです。政府や自治体のイベントの中止要請により苦境に立っている今ほど、文化芸術に対する政府の支援が求められている時期はありません。

文化芸術の危機について、超党派の議員で構成する「文化芸術振興議員連盟」（会長　川村健夫）は、「新型コロナウイルス感染症拡大防止に係る文化イベント自粛要請に関する緊急決議」（2020年3月23日）をあげ、文化芸術活動を存続させるための以下のような提言をしています。

(1) 政府の要請に応じ、中止、延期、縮小した文化芸術イベントについて、事業者の損害に対する適切な補てん・補償等を、フリーランスが多くを占めるアーティストやスタッフ等に対する生活の支援をすること。
(2) 休館した劇場、ホール、美術館、博物館等の施設に対する損害の補てん。
(3) 政府が未曾有の危機に対処するため、「文化芸術復興基金（仮称）」設置も含めた予算措置を実施すること

文化芸術団体で構成する文化芸術推進フォーラムは、「緊急アピール　文化芸術をつなぐため、今、必要なこと」（2020年4月6日）を政府に要望しました。この要望は、2月26日の政府のイベント中止要請が出されてからの公演中止によるフリーランスの窮状、芸術団体の事業継続の危機を訴えています。上記の文化芸術振興議員連盟の緊急決議にある「文化芸術復興基金」の創設、基金の規模を最低1000億とし、仕事と収入を失ったアーティスト等に対する基金による支援を提案しています。

文化芸術の危機への対応について、ドイツの文化大臣が「アーティストは必要不可欠であるだけでなく、生命維持に必要。特に今は」と述べ、数千億円規模で文化芸術への緊急支援を決めたことが報道されました。「文化芸術は、それ自体が固有の意義と価値を有する」と位置づける文化芸術基本法を有する日

本もこの位置づけにふさわしい支援を行うべきです。

小規模映画館（ミニシアター）には、いまや映画観賞の主流となったシネマコンプレックスとは異なる役割があります。コロナ危機からミニシアターを守ろうと、映画監督や俳優、映画関係者が呼びかけた「#Save The Cinema」は、政府に対する要望書の提出（4月15日）、クラウドファンディングなどによる施策をおこなっています。要望書は、内閣府、文化庁、経済産業省、厚生労働省に提出され、損失の補てんを要請しました。

日本で年間に上映される1300本の映画のうちミニシアターだけで上映される映画は1000本あり、ミニシアターは映画文化の多様性の担い手です。ミニシアターに対する損失補てんは、ミニシアターが「民主主義社会に欠くことのできない存在」（「#Save The Cinema 要望書」2020年4月6日）であること、その担い手が小規模経営であることからも重要です。

第五節　売り上げ低下が激しい業界への財政援助

航空業界、バス協会などの運輸業や、ホテル・旅館・民泊等の宿泊業など、特に売り上げが落ちている業界に対して、財政援助を行うべきです。米国は航空業界に500億ドル（5兆3000億円）の援助をしています。

新型コロナウイルス感染拡大による経済危機で解雇、雇い止めにあった人は、厚生労働省のまとめによるだけでも1万人を超えています（1万835人、5月21日時点）。政府は大企業によるリストラ解雇を防ぎ、雇用を維持する対策をとらなければなりません。また、大企業がその「優越的地位」を濫用することにより、下請け企業や、個人事業主・フリーランスの経営、事業を困難にすることがないように求めることも必要です。この点では、公正取引委員会が、発注事業者に対し、下請け取引に対する配慮、個人事業主・フリーランスに対する配慮を求める要請をだしています（3月10日[注5]）。形式的なものに終わらないようにすることが必要です。

感染症拡散防止措置によって経済活動全体が影響を受けるなかで、とくに解雇が多い業種は、宿泊、道路旅客運送、飲食、製造などです。観光庁は、日本を4月に訪れた外国人客はわず

注5　公正取引委員会「新型コロナウイルス感染症により影響を受ける個人事業主・フリーランスとの取引に関する配慮について」2020年3月10日

か2900人で、前年同月比99.9%減だったとの推計を発表しました（5月20日[注6]）。

国連世界観光機関（UNWTO）は、2020年の国際旅客数が19年比で20～30%（2億9000万～4億4000万人）減少する恐れがあると推計しています。UNWTOは、観光業の担い手の約80%が中小企業であり、女性や若者に雇用機会を与えている観光業の危機により「経済の最も労働集約的な部門の一つにおいて何百万人もの雇用が危機にさらされている」[注7]と述べています。

コロナ倒産、コロナ破産も中小企業を中心に増加し、一部の大企業にも及んでいます。帝国データバンクは、今年の倒産（負債1000万円以上、法的整理）件数が、1万件を超すとの見通しを明らかにしました。1万件を超すのは7年ぶりで、新型コロナの影響によるものです。さらに倒産の集計に含まれない自主的な休廃業を2万5000件と予想しています。企業の破綻が相次げば、働く場を失う人の増加が懸念されます。

5月15日には上場企業であるアパレル大手「レナウン」の倒産が明らかになりました。これまでの中小企業のコロナ倒産は、大企業に拡大する恐れがあります。

そのためこれまでの中小企業における経営の持続、雇用の維持については、持続化給付金、雇用調整助成金等の施策に加え、大企業・中堅企業に対する支援が必要になることが予想さ

注6　日本政府観光局「訪日外客数（2020年4月推計値）」
注7　UNWTO報告「2020年の国際観光客数は60～80%減少する可能性あり」（2020年5月7日付）

れます。

日本経団連は、5月14日付「大企業の資金繰り対策に関する要望」において、「大企業は、手元資金に加え、金融機関からの借入やコミットメントラインの設定などにより、当面の資金繰り上の問題は回避している」という認識を示しています。この要望で経団連は、①大企業向け劣後ローン制度の創設、②スタートアップ企業への資金繰り支援、③中堅・中小企業向け融資の拡充を求めています。当面は、中小企業向けの支援を優先することが必要でしょう。

感染防止措置にともなう生産活動の落ち込みとともに、部品の供給を海外、とくに中国に依存していた生産分野において、原材料や部品を調達することができず、国内生産を停止することが相次ぎました。自動車産業では、従業員の一時帰休を打ち出すなど雇用情勢が深刻化しています。政府は国内生産を増やす企業への補助金を創設しましたが、経団連会長は、生産の海外依存を全ての分野で国内移管するのは困難だとの認識を示しています。

鉄鋼業界は、自動車向けの鋼材需要が落ち込むことにより、高炉の停止を余儀なくされています。日本製鉄が新型コロナの影響のため7月に室蘭と八幡の高炉を停止することを決め、日本国内の高炉15基のうち計6基が停止することとなりました。それは国内粗鉱生産能力の3割を失うことになります。

航空業界も大きな影響を受けています。定期航空協会加盟各社の減収規模は2020年2月から5月の4カ月間だけでも約5000億円が見込まれています。

国際便について、国際航空運送協会（IATA）によると、2020年の世界の旅客収入が3140億ドル（約33兆6600億円）落ち込むとの見通しです。19年度比55％減の水準です。

独航空大手ルフトハンザは、新型コロナの影響により旅客輸送能力を95％削減し、保有航空機763機のうち40機以上を削減すると発表しています。旅客需要の低迷はコロナ危機が収束した後も当面続くとみて、恒久的なリストラに踏み切ると報道されています。

政府系航空会社では、タイ国際航空が経営破綻し、会社更生手続きを始めています。運航停止の長期化により、航空業界でのリストラが始まっています。

民間航空機の需要の減少は、航空機エンジンとそのサービスに影響が及びます。ロールス・ロイス社は、5万2000人の従業員のうち、最低でも9000人を削減する計画を労組に示しています。

クルーズ船「ダイヤモンド・プリンセス」の集団感染は、外国依存のクルーズ船観光の危険性を明らかにしました。クルーズ船が寄港を中止、国内での移動を担うバス会社の廃業、運転手の大量解雇が始まっています。クルーズ船観光の再開にあたっては、クルーズ船観光を含む日本の「観光立国」政策と過剰観光（オーバーツーリズム）が問い直されるべきです[注8]。

注8　アレックス・カー、清野由美『観光亡国論』中公新書クラレ、2019。Elizabeth Becker, Overbooked. The expoloding business of travel and tourism, Simon & Schuster, 2013. 池田豊「外需、外国依存のクルーズ船観光の危険性」（『住民と自治』特集「『観光立国』政策下のオーバーツーリズム、そして新型コロナ禍の教えること」2020年5月）。

クルーズ船については、三菱重工長崎造船所香焼工場で修繕を終えたコスタ・アトランチカ号で、乗員623人のうち149人が新型コロナに集団感染し、7人が長崎市内の病院に救急搬送されるという事件がおきました。当時、長崎県には、新型コロナ感染者に対応できる病床は102床しかありませんでしたが、ダイヤモンド・プリンセス号の経験が生かされたこともあり、県内の医療体制に大きな影響を与えることはありませんでした。クルーズ船観光は、経済効果、環境汚染問題に加え感染症対策が課題となりました。

政府は、コロナ危機を理由とする解雇・リストラをしないように、大企業に雇用責任を求めるべきです。企業に対する支援は、「事業基盤が弱く，収入の減少が生活基盤の悪化に直結しやすい」(公取委要請) 個人事業主・フリーランスに対する支援を優先的に行うことが原則です。日本航空は、2010年1月、会社更生法の適用を申請し、経営破綻しました。3500億円もの公的資金の投入など、国の手厚い支援を受けておきながら全従業員の3分の1に当たる1万6000人のリストラを断行しました。リーマン・ショック時には、この日本航空のように、国家的支援を受けながら解雇リストラをやる大企業がたくさんありました。今後、大企業に対する支援が必要になることがあった場合は、大企業にふさわしい雇用責任を果たすことを条件にすべきです。

第六節　解雇された労働者への経済的補償

コロナウイルスを理由に解雇されたりしたすべての労働者への経済的保障を行うべきです。

厚生労働省は、新型コロナウイルス感染症の影響により解雇または雇い止めされた労働者数を、労働局やハローワークを通じて集計し調査しています。2020年3月末（3月25日時点）には、888人でした。2020年4月末（27日時点）には全国で3391人に上り、2500人以上が増加しています。

新型コロナウイルスの感染防止対策としての政府や知事の休業の協力要請（特措法24条9項、同45条）に従い休業する場合であっても、使用者には賃金を支払う義務があります。労働基準法は、使用者の責めに帰すべき事由による休業の場合において、平均賃金の6割以上の賃金の支払いを命じています（労基法26条）。事業者に対しては「休業手当」に対する助成金としての「雇用調整助成金」があります。

労働契約法は、客観的に合理的な理由を欠き、社会通念上相当と認められない解雇を権利濫用、無効としています（労働契約法16条）。「緊急事態宣言」に便乗し労働者に一方的に解雇を宣言するコロナ解雇とでもいうべき解雇の事例が報告されています。しかし、事業者が労働者を解雇するためには、整理解雇4要件を満たすことが必要というのが労働判例として確立しています。①人員削減の必要性があるか、②解雇を回避する努力をしたか、③合理的な人選をしたか、④労働組合や労働者との協議をしたか、が求められます。

1　ロイヤルリムジン事件

東京都内のタクシー会社であるロイヤルリムジングループは、新型コロナ感染症の感染拡大を口実に、600 人の労働者全員を解雇しようとしました。その際に、整理解雇 4 要件の適用を回避し、労働者が自主的に退職したことにするため労働者に「退職合意書」に署名させることにしたのです。ロイヤルリムジンは、雇用調整助成金の制度や、タクシー車両の経費を節約できる「期間限定特例休車」等の制度を活用せず、雇用を守る努力をしていませんでした。ロイヤルリムジンの労働組合は、解雇の不当性を訴え、退職の強要を撤回させています。

第七節　持続化給付金事業をめぐる疑惑

持続化給付金事業をめぐって政府と委託先事業者との癒着が報道されました。しかし、その疑惑は明らかにされないまま、政府・与党は野党の会期延長要求を拒否し、国会は閉会してしまいました。

持続化給付金は、国・自治体が直接給付するのではなく、民間事業者に委託しました。民間に委託した理由を、迅速に給付するためなどと説明しています。しかしその給付が間に合っていないのです。

1　入札手続きの公正性・透明性

委託者を決定する手続きは、公正に行われたのでしょうか。委託先の決定は、随意契約ではなく総合評価による競争入札を実施したと説明しています。入札にしたのは、随意契約によるマスクの調達が批判を受けたことから学習したのでしょう。総合評価による入札は、価格だけによる入札に比べて複雑となり評価に時間がかかるのが一般的です。しかし、この件では、提案書提出の翌日に落札者が決定されたことの不自然さが指摘されています。また入札の公示前に、応札を希望する２事業者と個別に面会をしています。その上、事業者毎に回数と時間数が異なっており、特定の事業者を優遇していることは、入札の公平性の観点からも問題があります。

さらに、この事業を所管する前田経産省中小企業庁長官が、受注した事業者の業務執行理事と海外で会食をしていたことが週刊誌の報道[注9]で明らかになりました。この問題で、中小企業庁長官は、国会で説明を求められ「今となっては軽率だと思う」と釈明し、経産相も、国家公務員倫理規程には違反しない、法的な問題はないとの見解を示しました。経産相の見解にも関わらず、国家公務員倫理法－国家公務員倫理規程は、公務員と利害関係者との関係に厳格な基準を設けています。法人理事は、「契約の申込みをしようとしていることが明らかである事業者等」である利害関係者に該当し、利害関係者が参加するパーティーを開くことは、公務員としての職務の公正さに疑問がもたれる行為でしょう。

以上のことから、委託者の決定は、外観上は競争入札であるけれども、実際は、発注者が受注者を決定する官製談合防止法[注10]違反の疑いがあります。

2　再委託、再々委託問題

持続化給付金事業は、実体が明らかになっていない法人がいったん受注したあと、電通、パソナ等の企業に再委託、再々委託されています。一般社団法人サービスデザイン推進協議会

注9　『週刊文春』(6月18日号) が報道した「前田ハウス」とは、2017年3月、米テキサス州で開催された世界最大級のビジネスイベントを公務で訪れた際、前田氏はアパートの一室を「前田ハウス」と名付け、酒食を伴う100人規模のパーティーを開き、当時電通の社員で、以前から知り合いだった法人の業務執行理事の平川健司氏も参加しました。

注10「入札談合等関与行為の排除及び防止並びに職員による入札等の公正を害すべき行為の処罰に関する法律」

に769億円で事業を委託したあと、法人から電通に、委託費の97%に当たる749億円で再委託されています。経産省の説明によると、法人が果たす役割は事業の「全体の工程管理」であり、電通は「総合的な管理・運営」ということです。これらの業務は、重複しており、法人の事業に実体があるのかが疑われています。

再委託については、財務省の指針「公共調達の適正化について」(2006年8月25日・財計第2017号)[注11]があります。この財務省の指針は、「2.再委託の適正化を図るための措置」として、随意契約による場合は、不適切な再委託により効率性が損なわれないようにすることを求め、また競争入札による委託契約についても、再委託を行う場合には承認を必要とするなどの措置を求めています。再委託を承認するためには、①再委託を行う合理的理由、②再委託の相手方が、再委託される業務を履行する能力を明らかにする必要があります。また、再々委託（再委託の相手方からさらに第三者に委託が行われる場合）については、委託契約に係る履行体制の把握に努めなければなりません。

経産省の「委託事業事務処理マニュアル」[注12]も再委託について次のように定めています。「履行体制図に変更が生じた場合＝つまり再委託の場合＝には、速やかに履行体制図変更届出書を経済産業省に対して提出する必要があります」。今回の事例

注11「公共調達の適正化について」(平成18年8月25日)
https://www.mof.go.jp/budget/topics/public_purchase/koukyou/koukyou_02.htm

注12　経済産業省大臣官房会計課、2018年4月
https://www.chusho.meti.go.jp/keiei/chiiki/2019/190320kyouiku3.pdf

の場合、経産相は、再委託先について「履行体制図が提出されていなかった」ことを認めています（6月9日、衆議院予算委員会）。

経産省は、財務省の指針に反し、また自らが決定したマニュアルにも反して、再委託の全体を把握することなく委託先、再委託先、再々委託先に事業を丸投げにしていたわけです。

3　持続化給付金事業に関する中間検査

経産相は、給付金事業について、監査法人なども交えて「中間検査を行う」と発表しました。同時に検査とは別に有識者による会議を立ち上げ外部委託のあり方を議論する方針を示しています。異例の中間検査とはいえ、経産省主導の検査では真相が明らかになりません。中間検査や有識者会議がたんなる「禊ぎの道具」[注13]とならないために、独立した外部の調査が必要です。

注13　八田進二『「第三者委員会」の欺瞞』中公新書クラレ、2020年

第十章　学校教育に於ける新型コロナ感染症対策への提言

第一節　学校における新型コロナ対策への提言

一番賢明な方法は、PCR 検査にしろ、LAMP 法による検査にしろ、学校ごとに、児童・生徒・学生、ならびに教職員、主な出入り業者を対象に全員に実施し、感染の有無を調べてしまうことです。特に LAMP 法なら、陰性の場合、ほぼ 100％分かるので、学校中が陰性と分かれば安心して教育が出来ます。もし陽性の子供が見つかれば、その時点で休校措置が執れます。

また、欧米で進んでいる抗体検査を実施すれば、感染しても無症状のまま治癒してしまった例も見つけることが出来ます。抗体があれば、通常は、感染の心配はなくなるので、その人について、感染予防のための特別な配慮がいらなくなります。

しかし、今回の新型コロナウイルスは、一度治癒したはずの人が再度感染する例が多数報告されているので、抗体があるからと言って、万全とは言えないようです。東京女子医大は学生全員への PCR 検査実施を決定しました。学生にはとまどいもあるようですが、検査の意味をよく理解すれば、自分自身のためでもあることはよく分かるはずです。

日本政府があまりにも検査をしないので検査をすることがまるで悪いことでもあるような誤解をされていることは残念なことです。実際問題、以下に述べる対策は、PCR 検査で陰性が証明されれば、そうした処置は必要ないので、学校教育に関わるすべての人に PCR 検査を実施することが如何に重要かご理解頂けると思います。

全国の小中学校は、大都会の満員電車で通う大規模校から、離島の少人数校まで様態は様々です。例えば、私の教え子のひとりである教師は、小さな島の小中併設校にいますが、中学生が１名、小学生が２名の３名しかいません。学校の休業要請は全国一斉に行われましたが、そうした学校まで休校を求めるのは、実態を全く無視したものです。日本の欠点は、中央集権的で、地方や現場を無視した政策がまかり通る点です。本来、地方分権で、すべて地方の教育委員会や、各学校の判断に任せるべきです。

緊急事態宣言が延長された時に、東京・神奈川などは、５月末まで学校を休校にしました。しかしながら、要請も３回目になって、政府の要請に従わず、独自の基準を設けるところも増えました。大阪府の吉村知事が、政府の方針は具体的数値目標がないと言って不満を漏らし、独自の「大阪モデル」を作ったのは、その典型です。西村経済再生担当大臣が、吉村知事の方針に不快を示し、「緊急事態宣言の緩和は、政府の決めることでなく、それぞれの知事が行うべき事だ」と発言したのに対し、吉村知事はむしろ喜んで、「国と地方の役割分担が明確になった」として、「大阪モデル」の実施に意欲を見せました。西村大臣の発言は、すべて国が上から押しつけてきた政策を、地方自治体がそれぞれの立場で実行して良いということにお墨付きを与えたもので、地方にとっては画期的なことです。怒りに任せての発言が、皮肉にも中央集権のたがを緩めるきっかけになったのです。

この際、地方自治体は、その実情に合わせて、地方が本当に必要な政策を、国に遠慮せず、次々と打ち出すべきです。岩手県・鳥取県などは、5月7日から授業が再開したように、地方の実情に合わせて今後も決めるべきです。学校教育は感染が拡大しても、基本的には各々の学校で対応すべきです。他国と違い遠隔授業のシステムがほとんど出来ていない現在の教育状況では、自宅待機させる方が遙かに有害です。

私（勝俣）は教育学部の教員として、約30年間教員養成に携わってきました。前任校の高専まで含めれば37年間教員生活を送りました。非常勤講師を含めればさらにありますが、その体験から言えば、学校における感染は注意さえすれば、それほど大きくないと考えます。とにかくエアロゾル対策をすればよいので、マスクを登下校時から授業中・休憩時間も必ず装着することが何を置いても肝要です。給食や昼食時以外、マスク装着は必須です。これは、子供たちに何故マスクが感染症対策に有効か、新型コロナウイルスがエアロゾル感染をすることを分かりやすく説明し、子供たちが良く納得する形で実施すべきです。

子供たちがマスクの有効性を良く理解すれば、学校から帰宅しても、戸外に出掛ける折に率先してマスクを装着するようになります。

次には換気です[注1]。教室は窓ガラスを通して、外部と廊下側

注1　日本建築学会は、2020年6月8日に「学校における『換気の悪い密閉空間』を改善するための換気について」の提言を出しています。http://news-sv.aij.or.jp/kankyo/s7/school_vent_instruction_1.pdf
　但し、この提言は、二酸化炭素やホルムアルデヒドに対する排気

に繋がるのが普通です。気温が高くて天気が良いときであれば、教室の窓を全部開け、廊下の外側の窓も開ければ、教室を風が通り抜け、極めて良好な換気が出来ます。風が強すぎる時や天気が悪すぎる時は外に開く窓は無理ですが、廊下側の窓は開くことが出来ます。それだけでも、空気は教室の中だけに淀むことはなくなってリスクは減ります。

学級の人数を減らしての授業も検討されていますが、教室が足りなければ、全国に1700も残っている使い道の決まっていない廃校を復活させて利用すべきです。机等もそのままの場合も多く、直ぐに利用できます。そもそも日本の学校制度は、1クラスの人数が諸外国に比べて多いので（たとえば、欧米では、小学校は20～25人程度が普通、中高も多くて30～35人くらいで、日本の40人は多すぎます）、この際、少人数教育への移行を真剣に検討すべきです。

特別教室では、理科教室・家庭科教室などは、窓を開けて風が入って来てしまうと、火を使用したりする場合、危険なこともありますから、臨機応変に対処することが重要です。

音楽教室では、歌を歌うと飛沫が飛んで危険だという意見もありますが、マスクをして、且つ、窓を開ければ、ほとんど問題は無いでしょう。そもそも歌を歌うことを禁止するなら、歌手という仕事も出来なくなります。国語の時間の朗読なども同様で、マスクをして、窓を開けてする分には問題はありませ

基準を基にしたもので、WHOやCDCのコロナ対策の基準と比べると随分緩やかな基準なので、最低限の対策と考え、これ以上のより積極的な換気が必要と考えます。

ん。また、グループ学習も、マスクをして、かつ、机をすこし離した状態で行う分には問題はほとんど無いでしょう。

図書室は、窓を開け放ち、マスクをしたまま、座席も離して座れば問題ありませんし、本を借りることは、家で読書の機会が増えるので良いことです。

体育館や講堂も、窓を開け放ち、ある程度人数制限をして利用する分には、あまり問題は無いでしょう。ただ、スポーツの種類によっては問題が出て来ます。卓球は窓を開けて風があっても少々ならプレーできますが、バドミントンは、窓を開けて風があったら、きちんとしたプレーはできません。でも窓を開けずにプレーするのは危険です。従って、体育館や講堂は、第八章第三節2の(ア)で述べたような排気換気システムが本来必要なのでしょう。屋外のスポーツは、基本的に安全です。

ただ、昼ご飯として給食や弁当を食べる時には、マスクを外しますから、注意が必要です。仲の良い友達やグループでまとまって食事をするのは、やはりエアロゾル感染の恐れがありますから、止めるべきでしょう。また、向かい合って食べることや、話し合いながら食べるのも止めるべきでしょう。

校庭で遊ぶことは、よほど密集しない限り、戸外で、エアロゾル感染のリスクが低いので、問題は無いでしょう。

また、登校時・昼食時・下校時に体温測定をし、体に不調がないかを常にチェックする必要があります。仮に、37.5℃以上の体温や、無味・無臭の症状を訴える者がいれば、取り敢えず保健室に連れて行き、授業は休ませるべきです。その上で保護者に養護教員が連絡し、家庭での過ごし方（感染者との濃厚接触の可能性）などを聞き出し、出来るだけ早く迎えに来てもらい、あらゆる手段を尽くしてPCR検査などを早めに受けさせるべきです。そして、その子の感染の有無が判明するまで、そのクラスの全員を自宅待機させるべきです。陰性と分かれば、直ぐに自宅待機を解き、陽性であれば、2週間の自宅待機をさせます。もし1人だけでなく、複数のクラスで体調が疑われる者が出れば、学校全体を休校措置にせざるを得ないでしょう。その場合も、最長2週間。慎重を期すれば1カ月の休校措置の後、再開すべきです。

なお、ウェブを使った遠隔授業は、外出禁止や自粛の際にはやむを得ませんが、通学・通勤の時間が省けるという面では、児童・生徒・学生と教職員双方にメリットがあります。録画したビデオを流すだけというような一方的な授業ではなく、双方向のやり取りが出来るシステムであれば、教室での授業の代わりになります。教師と児童・生徒・学生が質問と応答が相互に可能で、様々な作業等も実施でき、レポートの提出とコメント、小テストの提出と採点なども行えれば、相当の効果を得られます。

ただ、各家庭の経済力の差で、ウェブ環境が不備な家庭も多いと推測されるので、政府と文科省が、どんな家庭でも同様の条件で学習できるよう、制度を早急に整え、誰でも無料で授業が受けられるように、援助する必要があります。

大学や高専などの教育機関でも基本的には同様ですが、実習等も多いので、特別な配慮が必要です。学校や工場が閉まっていれば、教育実習や工場実習も出来ませんから、模擬的な実習、ウェブを使った疑似体験実習なども検討すべきです。

医学部については、イタリアやアメリカなどでは、医学生が新型コロナウイルスの医療現場における医療従事者の不足から、動員を掛けられています。日本でも無給医の動員がなされているようですが、その安全としかるべき報酬を払うといった配慮が必要です。

なお、小中高の教員室、高専や大学の会議室などは、多くの教員が集まり、会議をするので、いわゆる「三密」の典型的な空間です。換気が可能なところは換気をし、それが無理であれば、テレビ会議などで代用すべきです。マスク着用が必須なことは言うまでもありません。

第二節　9月入学の是非について

1　9月入学は、本当に世界標準の制度か？

日本では、新型コロナによる休校措置や、それに続く非常事態宣言によって、短いところは2カ月、北海道や首都圏などの長いところは3カ月間、学校での授業がほとんど行われない状態が続きました。これに対して、授業補償を求める一案として、大阪の高校生が9月入学を言いだし、東京都知事や大阪府知事、首相などが、その提案に乗って、9月入学論議が急浮上しました。しかし、実際に検討を始めると、あまりにも多くの問題があることが分かり、自民党内でも反対論が興り、教育界からも反対の声が増え、拙速の導入は見送りになるようです。しかし、また、この問題はそのうち再浮上してくるでしょう。

そこで、9月入学を主張してきた人たちがメリットとして挙げた「9月入学は世界標準だから、日本もそれに合わせれば、留学にもメリットがあり、国際化が進む」という発言は本当に正しいのか。9月入学は、世界のほとんどの国が採用する世界標準で、日本の4月入学は、世界の標準とずれた孤独な制度なのか、検証してみたいと思います。

資料として、外務省が作成している「諸外国・地域の学校情報」(平成29年11月更新) によって、調べてみたいと思います。これは、文科省の「世界の学校体系」も、この外務省の資料に基づいているので、日本の公的機関による海外の学校事情を知るためには、現段階で最も信頼できる資料と見なせるからです。この外務省の資料を基に、地域別の月別入学時期一覧を作成してみました。

表1　世界の入学・授業開始時期一覧

外務省諸外国・地域の学校情報 https://www.mofa.go.jp/mofaj/toko/world_school/07africa/infoC73600.html によります。但し、ブータン・北朝鮮を加えてあります。香港も、表にあるので、入れました。

始業月	アジア・中東諸国	アフリカ	ヨーロッパ・旧ソ連を含む	北米	中南米	オセアニア・ポリネシア等	合計(カ国)	比率(%)
1月	ブルネイ=ダルサラーム・マレーシア・東ティモール・スリランカ・バングラディシュ・シンガポール・モルディブ　7	南アフリカ・ケニア・ザンビア・ジンバブエ・タンザニア・セーシェル・ナムビア・ルワンダ・モーリシャス・ボツワナ　10			コロンビア・エルサルバドル　2	フィジー・バヌアツ・パプアニューギニア・サモア　5	24	14.4
2月	ブータン1	アンゴラ・モザンビークウガンダ3			ブラジル・ボリビア・ホンジュラス・パラグアイ・パナマ・ニカラグア・コスタリカ・グアテマラ・ハイチ　9	オーストラリア・ニュージーランド・ソロモン諸島3	16	9.6
3月	韓国・アフガニスタン2				チリ・アルゼンチン・ウルグアイ・ペルー4		6	3.6
4月	日本・インド・ネパール・パキスタン・北朝鮮5						5	3.0
5月	タイ1						1	0.6
6月	フィリピン・ミャンマー2	スーダン　1					3	1.8
7月	インドネシア1			米国(9州・18%)			1.18	0.7

8月	シンガポール・インドネシア・台湾　3		アイスランド・オランダ・スイス・スウェーデン・デンマーク・ドイツ・ノルウェー・フィンランド　8	米国（28州・56%）	メキシコ・ドミニカ2	ミクロネシア・パラオ　2	15.56	9.3
9月	中国・モンゴル・ベトナム・ラオス・トルコ・イラン・アラブ首長国・イスラエル・オマーン・カタール・クウェート・バーレーン・ヨルダン・香港　14	アルジェリア・エジプト・エチオピア・エルトリア・ガーナ・ガボン・カメルーン・コートジボアール・コンゴ民主共和国・ジプチ・チュニジア・ナイジェリア・コモロ連合・マラウイ・モロッコ・ペナン　16	アイルランド・アゼルバイジャン・アルメニア・イギリス・イタリア・ウクライナ・ウズベキスタン・エストニア・オーストリア・カザフスタン・キプロス・ギリシア・キルギス・クロアチア・ジョージア・スペイン・スロバキア・スロベニア・セルビア・タジキスタン・チェコ・トルクメニスタン・ハンガリー・フランス・ブルガリア・ベラルーシ・ベルギー・ポーランド・ボスニア＝ヘルツェゴビナ・ポルトガル・モルドバ・モンテネグロ・ラトビア・リトアニア・ルーマニア・ルクセンブルク・ロシア37	米国（8州・16%）・カナダ	ガイアナ・キューバ・グレナダ・ジャマイカ・トリニダードトバコ・バハマ・バルバドス・ベネズエラ・ベリーズ・アンティグアバーブーダ・セントビンセント及びグレナディーン諸島・セントルシア・　12		80.16	48.0

10月	カンボジア・レバノン 2	ギニア・セネガル・トーゴ・マリ・モーリタニア・ブルキナファソ・マダガスカル 7			スリナム 1		10	6.0
11月							0	0
12月							0	0
他	太陰暦9月（サウジアラビア）・ユダヤ暦9月（イスラエル）の為、毎年変わる 2	ニジェール（小中は10月、高校は9月） 1		米国（不定・8・9月）5州・10%	エクアドル（海岸地帯は4月、その他は9月）・セントクリストファー＝ネーヴィス（情報無し） 2		5.1	3.0
合計	40	38	45	2	32	10	167	100

表2　アメリカの州別入学時期

入学時期	州名	州数	割合
7月入学	アラスカ・ウェストバージニア・コロラド（メトロポリタン地区）・サウス＝ダコタ・ニューメキシコ・ニューヨーク・バーモント・ペンシルベニア・ワイオミング（メトロポリタン地区）	9	18%
8月入学	アーカンソー・アイダホ・アラバマ・アリゾナ・イリノイ・インディアナ・オハイオ・カリフォルニア・カンザス・グアム・ケンタッキー・コネチカット・コロンビア特別区・サウスカロライナ・ジョージア・テキサス・ニューハンプシャー・ネバタ・ネブラスカ・ノース＝ダコタ・ノースカロライナ・バージニア・ハワイ・フロリダ・ミシシッピー・ミズーリ・ユタ・北マリアナ	28	56%
9月入学	アイオワ・ウイスコンシン・オレゴン・マサチューセッツ・ミシガン・メイン・ロードアイランド・ワシントン	8	16%
その他不定	テネシー	1	2%
8月か9月	ニュージャージー・ミネソタ・メリーランド・ルイジアナ	4	8%

Current world population world meter（https://www.worldometers.info/world-population/による。

この表を見れば分かるように、世界の学校の入学時期は、様々であって、9月入学を声高に叫ぶ人々がいうような世界標準があるわけではありません。9月入学は全体としては確かに多いですが、ヨーロッパと旧ソ連の国々に集中している制度であって、アジア・アフリカ・オセアニア・南北アメリカはもっと多様性に富んでいます。

南アメリカやオセアニアなどの南半球の国々は季節が逆になることが大きな理由でしょうが、1・2・3月が多いことが分かります。アジアでは、中国やモンゴルを除けば、フランスの植民地であったベトナムやラオス、イギリスの植民地であったアラブ首長国・イスラエル・オマーン・カタール・クウェート・バーレーン・ヨルダン・香港などが9月の始業である外は、1・2・3・4・5・6・7・8・10月などバラエティに富んでいます。

4月の入学・始業は日本を含め、インド・ネパール・パキスタン・北朝鮮の5カ国ですが、人口の多い国が多いことが特徴です。日本1億2651万・インド13億7892万・ネパール2909万・パキスタン2億2055万・北朝鮮2577万の合計17億8184万人もいて、世界人口77億8836万（2020年6月1日現在）のなんと22.87%を占めます。4月入学は、世界的に見れば、大変大きな集団なのです。

ヨーロッパは9月入学が多いのですが、アイスランド・オランダ・スイス・スウェーデン・デンマーク・ドイツ・ノルウェー・フィンランドの北欧や北欧に近い緯度の国々は、8月が入学年となっており、北欧の寒さと大きな関係にあると推測されます。スウェーデンなどは、8月でも、日本の11月くらいの涼しさですが、スウェーデン人にとっては、とても良い気候の時期で、学校の開始をそこに持ってきているのです。9月では、遅すぎるのです。

アメリカは、州の独立性が強く、入学・授業開始時期も、7月1日開始から9月15日開始まで一つの国なのに、2カ月半も差があります。表2の州別入学時期を見れば、アメリカで一番多いのは、8月入学（56%）で、7月入学（18%）・9月入学（16%）と続くわけで、決して、9月入学が主流な訳ではありません。また、サウジアラビアやイスラエルは、それぞれ、太陰暦・ユダヤ歴を用いているので、9月といっても、太陽暦に換算すると、毎年1月から1月半ほどずれてしまいます。アフリカも、イギリスやフランスの植民地の伝統を受け継いでいる国と、南半球などの季節に合わせた国の両方があるようです。

このように、世界の学校の入学月・授業開始月は多様であって、それぞれの気候風土等に適した月を選択していると推測され、南欧・西欧・旧ソ連の国々に多い9月を世界標準と決めつけるのは間違いです。日本の気候風土と合わない基準に合わせようとするのは、賢明な選択とは思われません。

2　9月入学で留学しやすくなり、留学生が増えるのか？

9月入学を唱える人は、9月入学にすれば、世界との時期的なずれがなくなり、留学生が増えるということをメリットと挙げることがよくあります。本当にそう言えるのか、検証してみたいと思います。日本学生支援機構は、「平成30年度外国人留学生在籍状況調査結果」（702KB：PDF）（平成31年1月）という報告書を出しています。それは平成30年5月1日現在の留学生の状況を調査したもので、現在知りうる最新の調査と思われるので、それを元に考察します。

先ず、出身地域別の留学生数と割合は、次の通りです。

表3　出身地域別留学生数（平成30年5月1日現在）

地域名	留学生数（人）	構成比（%）
アジア	279250	93.4
欧州（旧ソ連を含む）	10115	3.4
北米	3415	1.1
アフリカ	2380	0.8
中南米	1546	0.5
中東	1457	0.5
大洋州	809	0.3
その他（無国籍）	0	0
合計	298980	100

圧倒的にアジアが多く、アフリカ・中南米・中東・大洋州（オセアニア等）は少ないことが分かります。

次に、出身国（地域）別の留学生数と割合は、表4の通りです。1から12位まではアジアで、その合計は92.1%もあります。上位12カ国で、日本の留学生の大半を占めることになります。その中で、それぞれの国の入学月がどうなっているかを、表1で確認すると、12位までの中に、9月が4カ国、1月が3カ国で、3月・4月・7月は各1カ国です。30カ国までを見ても、9月が11カ国、1月が4カ国、2月と4月が各3カ国、6月と8月が各2カ国、3月・7月・8月・7～9月が各1ヵ国で、日本の入学月である4月との相関関係は、ほとんど窺えません。

表4　出身国（地域）別留学生数（平成30年5月1日現在）

順位	国名	地域	入学月	留学生数（人）	構成比（%）	◎4月・×9月
1	中国	アジア	9月	114950	38.4	×
2	ベトナム	アジア	9月	72354	24.2	×
3	ネパール	アジア	4月	24331	8.1	◎
4	韓国	アジア	3月	17012	5.7	
5	台湾	アジア	9月	9524	3.2	×
6	スリランカ	アジア	1月	8329	2.9	
7	インドネシア	アジア	7月	6277	2.1	
8	ミャンマー	アジア	6月	5928	2.0	
9	タイ	アジア	5月	3962	1.3	
10	バングラデシュ	アジア	1月	3640	1.2	
11	モンゴル	アジア	9月	3124	1.0	×
12	マレーシア	アジア	1月	3094	1.0	
13	米国	北米	7月から9月	2932	1.0	
14	フィリピン	アジア	6月	2389	0.8	
15	ウズベキスタン	旧ソ連	9月	2132	0.7	×
16	インド	アジア	4月	1607	0.5	◎
17	フランス	欧州	9月	1493	0.5	
18	ドイツ	欧州	8月	924	0.3	
19	カンボジア	アジア	10月	913	0.3	
20	ロシア	旧ソ連	9月	771	0.3	
21	イタリア	欧州	9月	715	0.2	×
22	ブータン	アジア	2月	714	0.2	
23	英国	欧州	9月	703	0.2	×
24	カナダ	北米	9月	483	0.2	×
25	ブラジル	南米	2月	466	0.2	
26	オーストラリア	大洋州	2月	460	0.2	
27	スウェーデン	欧州	8月	425	0.1	
28	シンガポール	アジア	1月	408	0.1	
29	パキスタン	アジア	4月	397	0.1	◎
30	スペイン	欧州	9月	386	0.1	×
31	その他			8137	2.7	
合計				298980	100	

表５　専攻分野別留学生数（平成 30 年５月１日現在）

専攻分野	留学生数	構成比
人文科学	140,200 人	46.9%
社会科学	74,037 人	24.8%
理学	3,981 人	1.3%
工学	35,463 人	11.9%
農学	3,984 人	1.3%
保健	5,027 人	1.7%
家政	5,083 人	1.7%
教育	3,541 人	1.2%
芸術	10,219 人	3.4%
その他	17,445 人	5.8%
合計	298,980 人	100.0%

敢えていえば、ネパールが３位であるのは、日本と同じく入学が４月であることと関係があるかも知れません。

しかし、世界第２の人口大国インドや、同６位のパキスタンは、日本と同じ４月入学であるのに、人口規模から考えても、日本への留学者の数はかなり少なく、入学時期を揃えれば入学者が増えるというような単純なものではないことが分かります

また、逆に、日本と入学時期がずれているのに、１位の中国と２位のベトナム２カ国だけで留学生の 62.6％を占めるということは、入学時期がずれれば留学生は来にくくなると、すぐには言えないことを示しているように思われます。

つまり、入学時期は、留学生が留学を決意するに当たっての最大の理由ではなく、もっと留学選択には、重要な理由があると言うことです。

３　４月入学は日本の大学の防波堤

そこで、次に表５の専攻分野別留学生数を見てみましょう。

前頁の通りです。

この表から分かることは、人文科学分野が圧倒的に多いと言うことです。人文科学の中で何に関心を持って留学するかと言えば、日本の文学・語学・歴史・文化など、日本に関した学問が圧倒的に魅力的であることは疑いえません。たとえば、英語・英文学・英国の文化などを学ぶために日本に留学する学生はほとんどいないでしょう。本場の英国で学ぶ方が、遙かに優れた教育を受けられるからです。

同じように芸術が多いのは、日本美術・日本音楽に関する関心故でしょう。日本に関する学問で日本が本場のものは当然留学生には魅力の分野です。その他では、日本の学術水準が国際的にも高い分野です。例えば、工学は、日本が伝統的に力を入れてきた分野なので、大学や高専にそれなりに多くの留学生が来ています。しかし、理学・農学・保健・家政・教育などの分野での留学生は僅少です。

それでなくても、大学の法人化以来、大学の運営費や研究費が大幅に削減され、旧ソ連の計画経済を彷彿させる中期計画などの無駄な文書作成作業に貴重な時間を奪われ、研究に使える時間が減って、特に自然科学分野での日本人研究者の論文数の激減が顕著です。日本政府の間違った政策で、大学の学術研究は危機的な状況にあります。世界の大学ランキングは英米の大学に有利に出来ていて、あまり公平な指標とは言えませんが、日本の大学のランキングは年々下がっており、世界の人々はそれで評価してしまいます。アメリカ・イギリスを初めとして、欧米の国々の大学の方がランキングが上になっているので、日本に関係した学問など、特別に日本に留学する意味がある分野以外は、日本に来る理由が年々乏しくなりつつあります。

入学時期を欧米に合わせても、欧米からの入学者、特に優秀な学生が急増するとは到底思われません。それどころか、今まで、ヨーロッパの大学へ留学したいという気持ちはあっても、半年近い時間差を勿体ないと思い、躊躇していた高校生が、仮に９月入学に変わると時間差無しに留学が出来るということで、語学に堪能であったり、海外の大学により魅力を感じたりしている学生が、相当数、海外の大学に進学する可能性が出て来ます。

私学では、現在でも、定員充足が厳しい大学が多いのに、日本の大学に残らず海外の大学に出て行ってしまう学生が増えれば、益々経営が困難になります。また、旧制帝大等の今まで日本のトップクラスの受験生が入学していた大学も、特に上位の優秀な学生が海外の有名大学に進学してしまって、大学全体の学生レベルが低下する恐れもあります。

つまり、欧米の大学が９月入学が多いことは事実なので、日本の入学時期を９月にすることは、４月からの約半年の時間差が防波堤になっていたのに、その日本の大学を守ってきた防波堤を自ら壊すことに他ならないのです。海外からは、現在以上の優秀な学生の留学は期待できず、日本の優秀な学生が欧米へ出ていってしまって、日本の大学の学術水準が下がる事態が生まれかねません。昔の遣唐使は中国から優れた文物を伝えて日本の発展に貢献したのですが、９月入学で日本を出て行った優秀な学生が日本に戻る保証はないので、将来の日本にとってどう考えてもあまり好ましい事態とは思われません。

4　日本への留学生にとって経済問題がもっと切実な問題

表6は、留学生数の推移（各年5月1日現在）のグラフです。

これを見ると、日本に来ている外国人留学生のほとんどは、私費留学生であることが分かります。私も、長崎大学在職中に20数名の留学生を受け入れましたが、国費留学生は2人、外国政府派遣留学生も2人で、他は私費留学生でした。特に日本政府が国費で招く留学生が圧倒的に少なく、増えていないことが大問題です。ほとんどの学生は自ら航空機代、授業料・入学金・家賃・授業料を工面してきている訳で、大変な経済的負担です。本国で借金をして来ている学生も少なくないようです。

そこで、留学生にも、日本では、アルバイトを一定時間認めていますが、現在、このコロナ禍でアルバイトもなくなってしまって困窮している学生が多いようです。ちなみに、中国からの留学生の話では、中国では、学生のアルバイトというものはそもそも存在しないそうで、それでも中国では学生は生活できるのです。一方、日本では、アルバイトをしないと学業を続けられない留学生が多いことが問題です。

欧州では、英国を除くと、大学の授業料は無料か、あっても、年間2～3万円程度のところが多いのですが、日本はアメリカの法外な授業料を除けば、極めて高額な国です。入学金という制度も、日本の他は韓国ぐらいしか有りません。ですから、イギリスでは、他の国の留学生からは取らなくても、日本からの留学生からは入学金を取るそうです。また、アメリカやイギリ

表６　留学生数の推移のグラフ（各年５月１日現在）

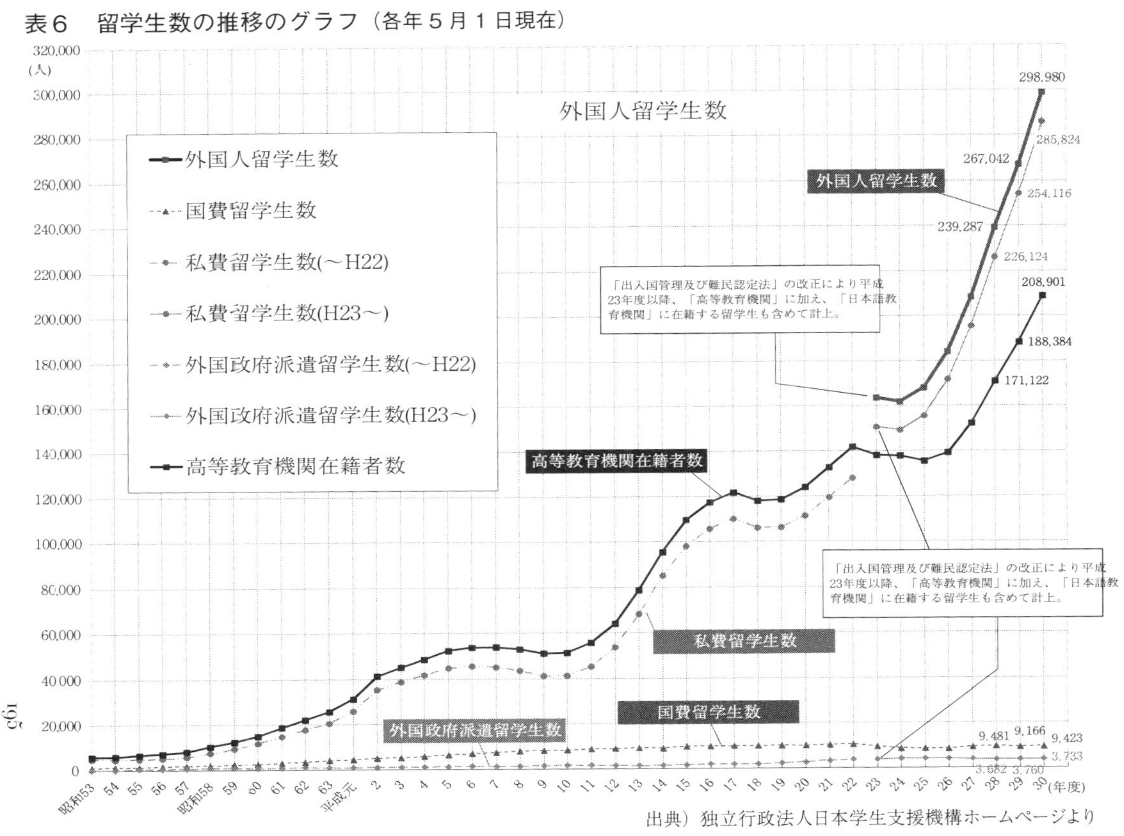

出典）独立行政法人日本学生支援機構ホームページより

スは、留学生からは本国の学生の2.5倍もの経費を取るそうです。ドイツが外国人留学生も本国の大学生同様に無料であるのと好対照です。アメリカやイギリスは、留学生からの収入を大きな収入源としてきた訳ですが、今回のコロナ禍で留学生が来なくなり、経営に支障を来しているそうです。

日本政府は、アルバイトが無くなって困窮している外国人留学生にも、10万円から20万円の給付をすると言っていますが、日本人学生にはない上位3割に入る成績優秀者できちんと出席している学生という条件を付けているのは、あまりにも不公平で受け入れられません。無条件で給付すべきです。もし後で大きな問題が見つかれば、そのときに考慮すれば良いことです。日本に優秀な留学生に来て欲しければ、何はともあれ、留学生向けの奨学金を質量共に増やし、入学金や授業料免除も増やし、留学生が経済的に困らない学業生活を送れるようにすべきです。入学時期よりも、そのことの方が遙かに重要です[注2]。

5 9月入学のその他の問題点

第一に、会計年度とのずれが生じる問題があります。日本の会計年度は、インドなどと同じく、4月から3月までで、入学時期・卒業時期と完全に一致しています。しかし、9月は一年の中途半端な月なので、予算執行という面で大きな支障があります。特に日本は年度を超えた予算執行を基本的に認めてこ

注2 本節は、拙稿「大学の秋入学の問題点―「国際化」の用語を中心に―」(『言語と文化』9号、2012年3月)を参考にし、データ等を追加しました。

なかったので、学校だけ９月始業になった場合、事務的処理が混乱し、大問題となるでしょう。また、逆に、９月に会計年度もずらすというのは、さらに大変です。多くの制度や法律を変更しなければ成らず、そのために膨大な手間隙と予算が必要です。さらにいえば、それだけ苦労して移行しても、ほとんどメリットはないでしょう。実際に、９月という月は会計年度の開始には難しい月なので、９月入学を実施している国も、会計年度は、１月から始まったりする形が多く、学校教育の暦とずれているのが普通です。

第二に、４月から９月に移行すれば、移行該当時期の児童・生徒・学生は、本来の就学期間より５カ月多く在籍しなくてはならず、１学年が17カ月になるので、上級校への進学や会社への入社、さらには定年などでも、生涯不利益を受け続けます。９月入学を最初に言い出した高校生たちは、自らの提案が自らの首を絞めることを正しく理解していたのでしょうか。また、５カ月遅れることで、待機児童が増えることや、その学年だけ、小学校１年から高校３年までの12年間、大学進学者は16年間、大学院博士課程まで行けば21年間、他の学年より厳しい競争にさらされますし、それぞれの校種でも、その学年だけ、クラスを増やしたり、教員を多く雇ったり、予算を多く使うなどの、長期の手当が必要となります。医歯薬学部・獣医学部は、さらに２年長く掛かるわけですから、全ての校種で移行が完成するには23年もの年月が必要です。それだけの長期に亘り、膨大な予算を使い、2.8万人（苅谷剛彦オックスフォード大学教授の試算）とも言われる新たな教員の雇用を行い、様々な制度変更を伴う変更で、どれだけのメリットがあると言うのでしょうか。税金と貴重な時間の無駄使いとしか思われません。

第三に、経済的負担の増加の問題があります。該当する学年は、4月入学より5カ月多く在籍することで、その間の授業料・教材費・給食費・交通費・生活費・学習塾等の経費負担が間違いなく増えます。義務教育は無償とされていますが、実際には、様々な理由をつけて、お金の徴収が行われており、小中学校でもお金が掛からないわけではありません。高校も無償化となりましたが、地元に高校がない地域は、交通費や家賃なども発生します。他にも様々な名目での徴収が有り、実際には、かなりの出費があるはずです。まして、大学ともなれば、世界屈指の高い授業料負担を初め、家賃・生活費・教材費等多くの経費が必要な学生も多く、5カ月の負担増加は重くのしかかるはずです。

第四に、9月入学になると、体育の授業や体育系の部活等がしにくくなり、高校野球や高校総体・中学総体なども実施が困難になる恐れがあります。9月入学では、2〜3カ月で冬になり、多くのスポーツがオフ・シーズンに入るからです。日本では、欧米と異なり、学校スポーツが盛んですが、それは、4月入学と深く結びついていると思われます。日本でもアメリカでも、ヨーロッパでも、プロ野球やサッカーリーグなど、3月や4月に始まる競技は多いですが、これは、長い冬から解放されて、グラウンドが使える春になったことと深い関係があるでしょう。日本では、ちょうどその時期に学校に入学するので、スポーツに親しむことが出来、慣れてきた7月・8月頃に、全国の高校野球大会や高校総体が開かれ、各種スポーツで競い合い、青春を謳歌できるのです。

ところが、9月入学になったらどうでしょうか。6月・7月・8月は、まさに受験シーズンのまっただ中で、スポーツをしている余裕などなくなってしまうでしょう。高校生なら、6月がセンター試験、私学の多くの試験も6月に始まり、7月が前期試験、8月が後期試験となります。卒業式も真夏の8月となります。3年生はもちろん参加出来なくなり、1・2年生も学年末試験や卒業式シーズンを迎えて落ち着かず、スポーツに身が入らないでしょう。

それでは、高校野球や高校総体を他の時期にずらせるでしょうか。9月入学であれば、まだ各学校の部活も始まったばかりで、すぐの実施は不可能でしょうし、最低3～4カ月の準備期間が必要なら、11月から12月になってしまいます。北海道や東北地方だけでなく、多くの地域で、寒すぎて、スポーツには不適な時期になってしまうでしょう。まして水泳競技などが出来るはずもありません。

さらにずらして、翌年の2月、3月、4月、5月まで遅らせれば、実施は可能かもしれません。しかし、いままで、学校スポーツは、3年生は、夏休みまでで、一線を退き、2年生以下にバトンタッチをするのが普通でした。3年生は、それ以降、受験モードに入るでしょうから、今までのあり方からすれば、3年生の2月～5月は、引退している時期であって、それからの高校野球全国大会や高校総体はあり得ないでしょう。1・2年だけの大会では、魅力が半減します。

6　まとめ

世界の入学時期や授業開始月を調べると、それぞれの国がその気候風土に合わせて好ましい時期に開始していることが多いことが分かりました。決して、日本で言われるような9月入学が世界に普遍的・標準的な入学制度ではないのです。日本での9月入学は、残暑も厳しい時期で、台風を初めとする風水害も多く、温暖で災害がほとんど無い4月と違い、気候的にも無理があります。順調に授業を開始できる気候的な保証もないのです。

4月入学と9月入学のメリット・デメリットを比較すれば、上述のように経済的・事務的・制度的にも、遙かに9月の方がデメリットが大きく、導入すべきではありません。制度変更・法律変更に伴う膨大な事務作業に時間を取られ、莫大な予算を使っても、得られるメリットは乏しいのですから、むしろ有害です。新型コロナウイルスで休業を余儀なくされた学校教育では、地域によって異なりますが、2～3カ月の失われた授業補償と今後の授業保証に専念するべきです。

補注　なお、日本教育学会は、5月11日に「『9月入学・始業』の拙速な決定を避け、慎重な社会的論議を求める――拙速な導入はかえって問題を深刻化する――」と声明を発表し、日本カリキュラム学会も、それに賛同し、9月入学よりも、いま本当に必要な取り組みをすべきだとして、9月入学に否定的・慎重な立場です。5月22日、日本教育学会「9月入学・始業制」問題検討特別委員会は「9月入学よりも、いま本当に必要な取り組みを」を提言しています。

第三節　オンライン授業の実践例と問題点（大学の場合）

新型コロナ対策によって、オンライン授業が急遽求められるようになりました。そこで、先ず、現役の大学教員である戸田清先生と桑野和可先生に、長崎大学におけるオンライン授業について実践例を紹介してもらい、大学におけるオンライン授業の問題点について、メリット・デメリットも含め、検討したいと思います。

1　戸田清先生の場合

戸田清先生は、環境科学部教授。この学部は、文理融合学部で、人文社会・自然科学の様々な観点から、環境問題を教育・研究するユニークな学部です。

★ 2020年4月のオンライン授業（新型コロナウイルス対応、LACS利用）について

筆者の担当科目は、以下の①から⑦で、このうち、①②③⑥について、LACSを利用したオンライン授業を実施しました。長崎大学の方針として、とにかく6月10日まではオンライン授業で実施し、その後は、教室の授業も取り入れてよいとされていました。

①環境政策基礎演習Ａ　学部2年　4月9日から6月一杯。

7月2日以降は教室授業
②環境政策演習A　学部3年　4月16日から
③環境人間学基礎特講　博士前期課程　4月8日から
④環境人間学応用特講　博士前期課程　6月17日から教室授業
⑤共生持続社会学特論　博士後期課程　4月10日から
今年は受講予定なし
⑥平和講座　教養科目　6月17日から　182人受講予定
A-21教室　7月以降（8日、15日、22日、29日）は中部講堂で授業
⑦社会学　長崎市医師会看護専門学校　オンラインでなく教室授業を想定　4月20日から講堂で授業

★筆者は⑥のような多人数授業が多いので、スカイプのような同時刻参加方式ではなく、LACSを使用して、課題を与えて、その課題に対する学生の反応（意見や感想、質問等）を総合的に判断する方式で、オンライン授業を行いました。

★LACSとは、主体的学習促進支援システム（LACS: Learning Assessment & Communication System）のことで、長崎大学のICT基盤センターが中心となって長崎大学で構築した教育支援システムです。

学生の主体的な学びを確立するため、柔軟なコミュニケーション機能を備えた学習管理システム（LMS: Learning Management System）をベースとして、各種ポートフォリオの作成機能や、分析・可視化（IR: Institutional Research）機能等

が実装されており、現在も、改良中です。オンライン授業の開始と共に長崎大学で先ず実施されたのは、このオンライン・システムです。

１　オンライン授業、その１

LACSを使って、当方が推薦したテキスト・推奨参考書を利用して、その中から、学生が10冊選んで、その感想・意見・質問等をLACSを使い、返信するもの。図書選定のキーワードとしては、アの内容を挙げました。具体的な書籍の名称は、省略します。

㋐　キーワード　イタイイタイ病、諫早湾干拓、石木ダム、エコソーシャリズム、カネミ油症、環境正義、環境リテラシー、気候危機、原発（核発電）、ジェンダー、死刑制度、将来世代（10万年）、新自由主義、生物多様性、石炭火力発電、戦争、ネオニコチノイド農薬、ベジタリアン、ベトナム枯葉作戦、辺野古新基地、水俣病、リニア新幹線

２　オンライン授業その２

インターネットの推奨映像資料や、長崎大学のHPにある映像資料を視聴してLACSの「メッセージ」に質問・感想を書く内容。you tubeの推奨映像資料（5分や10分の短い映像のみの視聴は不可）、HPの映像資料、Wikipedia英語版の映像資料の具体例は省略します。

3　オンライン授業その3

長崎は被爆都市として、平和学習に適切な施設が多数存在します。そこで、LACSで、こちらが推奨した施設を学生が実際に訪ね、LACSを通じてレポートを提出させ、評価する内容です。推奨施設は、省略します。

4　2020年4月、5月のオンライン授業の感想など

Zoomやyou tube（単なる視聴ではなく、教員自身が授業動画を投稿）を活用している教員もいますが、上述したように、私は学生の数や技術的な問題もあって、そうした対応は取りませんでした。リアルタイムのオンラインは今後の課題としたいと思います。You tubeには水俣病、枯葉剤、じん肺、原発などについてはそれなりに教材として使える映像が「たくさん」ありますが、カネミ油症、イタイイタイ病などについてはまとまった映像はほとんどありません。5分や10分の映像をひとつだけ見て「感想」を書かれても評価のしようがないので、複数の映像を観て、「感想・意見」を書くよう指導しました。長崎大学では、入学時に学生は必ずパソコンを所有することが義務付けられており、また、大学が学生全員に学生用メールも割り当てています。それで、オンライン授業の基礎的な基盤は整備されています。さらに、上述した長崎大学独自のLACSシステムがありますので、LACSシステムの「メッセージ」を通じて各科目の受講生とやりとりが可能です。今回のオンライン授業でも、このLACSシステムを通して、質問を受け付けた

り、個別の指導をしました。ただ、学生の個人差が大きく、反応は様々で、オンライン授業ではほとんど無反応の学生もいますので、教室の授業との比較は慎重に成されるべきだと考えます。もちろん、推奨図書目録（ネット上の論文・エッセイを含む）や推奨映像目録の提示に対して、30分や1時間の長い映像を熱心に視聴して感想を提出するまじめな学生もいる点は、励みとなります。

2　桑野先生の場合

桑野先生は、水産学部教授。水産学部は、日本でも数少ない水産資源の保護・活用、生態系の維持などを教育・研究する学部で、周囲を海で囲まれた日本にとって重要な学部です。

問い　たとえば、水産では、練習船は、乗組員全員がPCR検査を受けなければ出港出来ないと思いますが、長大の場合は、どうなっているのでしょうか。

答え　長大の場合も、乗組員は大学でPCR検査をすることになっています。

解説　練習船で航海の実習訓練を行う場合、万が一、洋上で感染確認者が出た場合、船という限定された空間のため、感染予防や治療の実施が難しくなります。そのため、出港前にPCR検査を受けて全員陰性と分かれば安心して出港し、実習ができるわけです。自衛隊の護衛艦の乗組員は、やはり全員PCR検査を受けてから出港しますし、遠洋漁業に従事する乗組員にも、PCR検査を実施する必要があります。ただ、遠洋漁業の場合、国がPCR検査をすぐに認めていないようなので、問題です。漁民も生活が掛かっているのですから、優先的に実施すべきです。

問い　大教室での講義形式の授業等は、オンライン授業では、どうなさっていますか？

答え　講義はオンラインが基本です。ZOOM、Blackboard（5月まではLACSに組み込まれていました）などを使っている方が多いです。ライブ方式（オンライン）かオンデマンド方式（音声をつけたもの）のどちらかです。オンライン講義については、大教室でやる授業よりも良いかもしれないと感じるところもあります。例えば、チャット機能を使えば、対面式の講義の時より、学生からの質問が多く出るようです。画面が近くて、音声もパソコンから聞こえるということもあり、学生も集中しやすいようです。どんどん学生に当てて、意見を引き出しながら講義を進めるというやり方は、むずかしいかもしれません。長所、短所があることが実感できますが、これを機会に取り入れられる部分は取り入れるのが良いかもしれないなどと考えています。しかし、全ては教員に任されているというのは問題です。若い先生が自主的にZOOMの使い方について、ZOOMを使いながら勉強会を開いてくれたので、かなり助かりました。とても丁寧なオンデマンド方式（音声をつけたもの）の教材を作っている方もいて、感動しましたが、時間的な負担は大きいはずです。ZOOMのeducationalについては、大学経費になりました。

解説　LACSとは、長崎大学が7年ほど前から学内全域で独自に実施してきたオンラインを利用した教育システムです。担当科目ごとに、学生の受講状況や質問と回答、課題の連絡と提出などが個別、あるいは、受講生全員と同時に出来るシステムです。ZOOMは、個人の場合は45分までなら、無料でオンラインでの対話が出来ますが、学校単位で行うeducationalは、料金が掛かるので、教員負担ではなく、大学がすべての経費を負担するのは合理的です。今後、大学や大学院でも、オンライン授業が増えていくと思われますので、すべての高等教育機関（大学・短大・高専等）が、経費は、校費で賄うという原則を採用すべきでしょう。

なお、大人数の教室での講義式の授業よりも、オンライン授業の方が、学生と教員の距離が縮まって良い面があるという指摘も、注目に値します。さらに、特に文系の場合、卒業論文や修士論文、博士論文の指導などは、対面やメールだけの指導よりも、オンライン指導はより有効かも知れません。

問い　通常の授業でなされている実験や観察・調査などは、オンライン授業ではどうなさっているのでしょうか。最初から除外しているのか、何らかの方法で実施されているのか、お教え頂けると幸いです。文系の場合は、ZOOM

などを使って、平常の授業と同様の内容を学生とやりとりできるのですが、実験系は、常識的に考えて、いろいろと困難があると思います。

答え　実験は、可能なところはオンライン。生物を主に扱うコースでは当面延期していました。6月11日からは、2m間隔を空けるなどの条件をクリアーできれば、通常の対面式も可能になりましたが、実際には制限がきびしく、困っているところです。延期した分をどこかで入れ込まなくてはなりません。

解説　実験系の授業において、動物・植物にしろ、生物を扱うコースは延期というのは、良く理解出来ます。恐らく、現在の学問水準では、富岳のようなスーパーコンピューターを利用しても、実際の生物は複雑すぎて、コンピューター上での再現は不可能なのでしょう。だから、やはり本物の生物を使わざるを得ないのです。その場合は、教員による模範実験をオンラインで学生に見てもらうことになりますが、実際に学生自身が実験することに比べたら、教育効果は、どうしても落ちるでしょう。学生は自らが実際の生物を触り、その手触りや臭い、温度、重量などを五感を使って体験することで、その実感が脳に記憶されて、身についたものになるからです。現時点では、多くの実験や観察、調査などは、オンライン授業に向かないことは明らかです。

ところが、実際に学生が実験し、教員が指導するにも、コロナ対策で、ソーシャル・ディスタンスを強制されるという制約があって、困難を来しているということが分かりました。これを解決するには、本書で何度も主張しているように、PCR 検査を受講生と教員、実験の補助員、事務員などすべての関係者に実施し、陰性であることを確認して、ソーシャル・ディスタンスなどの制約を取り払い、コロナ以前の実験方法を復活する必要があります。

まとめ

以上、戸田清先生と桑野和可先生の長崎大学における授業を通して、文系・理系や講義・実験等の授業の性格で差はあるものの、オンライン授業は、一定の有効性を持つことが分かりました。また、実験等はオンライン授業では、教育効果の達成は難しいと改めて感じました。

大学の場合は、配信された動画を見て、課題に答えることも可能ですが、高校以下では、対面式でないと、効果を挙げるのは、難しいかも知れません。いずれにしても、今後の第二波・第三波に備えても、よりよいオンライン授業のあり方を検討する必要があるでしょう。

第四節　小中高校における科目別オンライン授業とその問題点について

最初に、学校側と児童・生徒側の両方にパソコンやタブレットなどの機器が完備していることが必要で、もし家庭で所有していない児童・生徒があれば、学校で貸し出す必要があります。また、インターネットの環境が整っていない家庭には、義務教育の無償という憲法の理念から言っても、国が公費で整備すべきでしょう。

とにかく、一部の児童・生徒を置き去りにした見切り発車はあってはならないことです。また、ZOOM などの設定も、事前に済ませておく必要がありますから、オンライン授業を始める前に、電子機器に詳しい教員、あるいは、業者の指導で、設定と利用の仕方を、教師と児童・生徒が習得しておく必要があります。これらの経費も、すべて国が負担すべきです。

次に、教科別に、オンライン授業の実施の可能性と問題点を探りたいと思います。大学生と違い、配信された動画などを見て、意見や感想を述べるという形にはどうしても、児童・生徒には無理な面がありますから、対面的な指導が中心となると思います。各自が教科書とノートをパソコンやタブレットの前に置いて、ZOOM 等を使い、生徒を全員画面に映し出し、教師と児童・生徒の間で、質問や応答を行えば、教室で行うのとほぼ同様の内容で実施できるでしょう。ただ、小学校の低学年の場合、特に一年生などには、オンラインだけでなく、もっと細かな個人的な援助が必要でしょう。また、人数的にも、40人は多すぎて、せめて半分に分けた方がやりやすいでしょう。

国語は、小学校から高校まで、オンライン授業との相性は良いと判断します。教科書を使っての授業は、オンライン授業でも、児童・生徒が教科書を利用すれば、ほぼそのままで実施できるでしょう。国語の教材の音読・黙読も、オンラインで一斉に行うことが可能です。また、特定の児童・生徒を指名して、音読させることも可能です。これらは、教室での学習とほぼ同じように実施できます。

漢字の書き取りなども、児童・生徒が指示に沿って一斉にできます。文章の読解・段落分け・文章の趣旨・筆者の意図などを考えさせることも、すべて可能です。黒板に板書する代わりに、児童・生徒がノート等に書いたものをレンズに向けるだけで簡単に確認できます。板書の時間を省略できる強みもあります。現代文だけでなく、古文・漢文の読解、評論文だけでなく、詩や短歌、俳句・川柳などの韻文や小説・戯曲など、あらゆるジャンルの文章でも同様です。書写や書道なども、実技もオンラインで可能でしょう。従って、国語は、オンライン授業には、かなり向いている教科と考えます。

社会も、オンライン授業との相性は良いようです。社会は、地理・歴史（日本史・世界史）・公民（政治・経済・社会・倫理）という社会生活に必要な基本的な知識を学び、様々な資料に基づいて適切な判断を行い、国際社会を構成する一員としての自覚を持ち、主権者として民主的・平和的な社会を構築していく資質を養う教科です。そのため、様々な表やグラフ、地図・映像等から読み取れることを論理的・科学的に読解できる能力が必須ですが、それを涵養するためには、オンライン授業での資料活用は、様々な映像コンテンツが利用できる点で、社会科の目的に適しています。古代からの地図の変遷や、歴史上・倫理上の人物の肖像、いわゆる有職故実に当たる事物、政治・経済における様々なデータの推移など、インターネットの世界には、社会科で使える資料が溢れています。それを活用できる点で、オンライン授業は適切です。もちろん、ZOOM などを使った対面式の授業も社会科はしやすいでしょう。

数学は、理科と違い、実験器具を通常必要としないので、オンライン授業はしやすい教科と考えられます。小中高のどの段階でも、教師による計算問題の例示と、その解答は、極めてやり易いでしょう。ZOOM 形式を使った応答が容易です。代数学は特に馴染みますが、幾何学も、図形の表示が可能なので、教師も説明しやすいし、生徒も理解しやすいと思われます。教師が、生徒の反応をよく見て、例えば、解法を間違えたときに、どこで誤解が生まれたかを個別に確認でき、個々の児童・生徒に対して、適切に指導できれば、教室での一斉授業以上に授業効果を上げることも可能ではないかと推測します。少人数で上手に使うならば、オンライン授業は、数学という教科で活用できると考えます。

理科は、実験や観察が伴う内容が多いので、オンライン授業は難しい側面を持つと考えます。特に、化学や生物に関する分野は、児童や生徒自身が、化学薬品や、生身の植物や動物に触れて、その感触や臭い、色彩の変化などを実感しながら学ぶ面が多いので、教師が模範的な実験を遠隔で見せる授業では、児童・生徒の学習意欲を高めることは難しいのではないでしょうか。だからと言って、子ども達に自宅等で実験させることは、器具の面でも、試薬や動植物の用意の面でも無理がありますし、十分な知識や指導が無い状態で、子どもたち自身だけで実験を行うのは危険すぎるので、原則禁止すべきでしょう。

ただ、赤いインクの溶液の中に、ホウセンカなどの植物を差し入れて、道管が水を吸い上げて赤く染まることを確かめるような実験・観察であれば、それほどの準備も必要なく、危険性も少ないので、家庭でも子どもが自分で行うことは可能でしょう。また、河川から藻を取ってこさせ、コップなどに入れて日光の当たるところに置けば、盛んに藻の表面から泡を吹くので、その泡が何か、また、日光に当てるとなぜ泡が出るのか考えさせることが出来ます。

一方、物理学や地学に関する実験・観察では、内容によって、可能な実験・観察があると考えます。たとえば、簡単なテコの原理の実験などは、物差しと消しゴムと教科書があれば可能です。消しゴムの支点をずらすことで、動かしたい物体としての教科書に支点の消しゴムを近づければ近づけるほど、物差しの反対側の端にある自らが指で押す力は少なくて済み、逆に支点を、教科書から離れた物差しの反対側の端に近づければ近づけるほど、大きな力が必要になることは家庭においても簡単に実験可能です。危険性もほとんどありません。オンライン授業で、大まかな原理だけを理解するには、それで間に合います。

地学でも、事前に近所から子ども達に2～3個の異なる形や色を拾ってこさせ、オンライン授業で、子ども達に石の形や模様、色などを発表させる観察授業は可能です。

例えば、丸い石は、尖った石と比べて、何故まるい形なのかを考えさせることが出来ます。河上から下流へと流れるにつれ、角が取れ丸くなり、また、扁平に成っていきます。専門用語では、円磨度や扁平度という言葉を使いますが、自分の拾って来た石が何故丸いのか子ども達に考えさせるだけでも勉強になりますし、オンラインの画面を通じて、皆で検討し合うことが出来ます。また含まれる鉱物によって、石の色がなぜ白いのか、何故黒いのかなどを考えさせることも出来ます。また、鉱物に対する知識が必要ですが、マグマの活動に伴う火成岩か、水中などでの土砂や動植物の堆積に伴う堆積岩かなどは、子ども達に考えさせ、地球の成り立ちについての理解を深めることが出来ます。

理科でも、以上のように、工夫次第でオンラインでの実験・観察などは一部可能と思いますが、他の教科に比べれば、やはり、実験・観察は難しいでしょう。ですから、理科での実験・観察・実習等は、夏休み等の長期休暇に入らないうちに、学校に通学中に、早めに済ますのが賢明でしょう。

外国語（英語）も、オンライン授業に向いた科目です。英語だけでなく、ドイツ語・フランス語・中国語・韓国語を学んでいる学校もあると思いますが、同様です。語学は、特に、聞く・話す場合に、音声が重要なので、オンライン学習は適しています。過去に外国語学習で使用されたLL教室と同等以上の機能がZOOM等を利用したオンライン学習で可能となります。生徒は、誰もが対等な立場で参加出来るので、通常の教室での授業よりも参加意欲が高まる可能性があります。もちろん、文法事項なども、オンラインで学習可能です。

音楽は、歌唱の授業で大声を出せないとか、そもそも歌うことさえ出来ないとか言われています。これも、本来、PCR検査を児童・生徒や教員等の参加者全員に実施していれば、問題の無いことです。大声で歌うことはカラオケ等でも、禁止される事態ですが、飛沫が飛ぶからという理由は、過剰反応の側面を持ちます。

大声を出さなくても、エアロゾル感染の立場で言えば、呼吸をするだけでウイルスは放出されるので、大声だろうが無かろうが、本当は大差がありません。大声を出さなかったり、話をしなかったりすれば、ウイルスは出ないと考えるのは間違いです。ただ、オンライン授業であれば、こうした煩わしさから、解放される事は確かです。現に、オンラインを使っての、合唱や合奏は広範に行われているようです。音階などの音楽理論も、オンライン授業で実践可能ですし、音楽も、オンライン授業との相性は良いようです。

美術は、絵画・彫刻・彫塑など、自己と外界との関係を、芸術的感性によって視覚的に表現する芸術です。表現の基本的単位は個人なので、作品は児童・生徒が、家庭で作成することが可能です。制作した作品は、スマホやデジカメで撮影して、生徒から教師に送れば、教師側では、それを元に個別の指導を与えることが出来ますし、並べて比較することも可能です。美術理論や美術史などもオンラインで可能です。世界的な美術作品の鑑賞なども、画像で閲覧できるので、オンラインで出来る内容は多数に昇ります。美術も、オンライン授業に向いている教科と言えそうです。

技術は、木工にしろ、金属加工にしろ、家庭で、学校におけるのと同等の作業を行うのは、扱う材料や、作業の危険性から難しいでしょう。ただ、情報に関する授業は、タブレットやパソコン等を、児童・生徒が確保出来れば、基礎的な操作の学習は可能でしょう。そのためには、家庭の経済力の違いに関わらず、子ども達が同じ条件で学習できる環境を、文科省が、用意する義務があります。また技術は、電化製品がこれだけ普及した社会において、電気に関する基本的な知識や技能を学ぶためにも必須な教科です。電化製品を安全に正しく使用するためにも、電圧・電流・抵抗や配線などの基礎を着実に身に付ける必要があります。

理論だけなら、オンラインで可能でしょうが、実際に教室で直に体験することが肝要と考えます。さらに情報化社会において、情報伝達の基本的な仕組みを学び、また、情報の収集の仕方や、情報の持つ危険性についても、徹底的に理解することが教育目標として肝要です。機器の操作は、自然に熟達して行くので、技術という教科は、情報理論をしっかり学ばせる必要があり、オンライン授業を上手に利用すれば、その危険性も子どもたちに体験させることが出来ます。そのためには、教師側の十分な指導と適切な教材作りが欠かせないでしょう。技術は、オンライン授業が難しい面もありますが、オンライン授業自体が技術科の領域でもあるので、オンライン授業の可能性を沢山秘めた教科と言えます。

家庭科は、調理実習や被服実習があり、特に、小中学校では、火や油、包丁、ガス器具・電気器具、鋏や針、ミシンなど、教師が十分に指導し、かつ注意しないと危険な内容が含まれます。それ故、教師が模範的な作業をオンラインで見せる形の授業は可能ですが、家庭で子ども達だけで、同様な作業を行うことは難しいでしょう。家庭で保護者が付き添えば可能でしょうが、それでは、授業の意味が半減してしまいます。ですから、実習は基本的にオンライン授業には向きません。そこで、学校が休業にならないうちに、実習を集中的に行い、実習以外のオンラインでも可能な分野を夏休み中の臨時授業や、再び学校が休業要請されるような事態になった時に行うべきです。

一方、家政学的内容は、経済学や社会学、住居学、心理学的な内容を含み、オンライン授業でも、教室での一斉授業同様の効果が期待できます。まして、外出自粛という異常事態は、家庭のあり方、家族と社会の関係、仕事と家事がどう関わるかなどについて、児童・生徒に考えさせる絶好の機会でもあります。今年2020年の2月まで、子ども達が普通に行ってきた友達とのふれあいが3月以降は激減し、学校で全員が揃って学ぶという形態が、分散登校になったり、食事中に話をしてはならなくなったり、親しい友達とも、常に距離を空けるような生活が、大きな苦痛を与えているはずです。「従来の生活」と「新しい生活様式」を比べさせ、メリット・デメリットを考えさせるのは、家庭科という教科の新たな使命でしょう。

保健体育のうち、保健分野はオンライン授業が可能で、教室での授業とあまり変わらない内容の授業が可能と考えます。一方、体育分野は、理論的な部分を除くとオンライン授業はかなり難しいでしょう。ただラジオ体操は、NHK のラジオで放送され、テレビでも、NHK がみんなの体操やラジオ体操を放送しています。

これは、危険性が少なく、狭い空間でも実施が可能なので、オンライン授業はできます。しかし、その他のスポーツは、家庭内で行うことは、スペース的・器具的、人数的、さらに安全性の確保の面で、不可能なものがほとんどです。オンライン授業には向かない教科と見做すべきです。従って、体育の授業は、真夏に入る前に集中的に学校で実施し、熱中症の危険がある時期は、教室で保健の授業を行うべきです。夏休み中の臨時授業として、体育実技を行うことは、水泳以外、禁止すべきです。また、新型コロナの第二波・第三波が来ることも懸念されていますが、大方の予想では、12 月以降の寒い時期の可能性が指摘されているので、体育実技は、11 月までに集中的に行い、12 月以降はオンライン授業になっても構わない保健の授業などを行うべきです。

以上、科目別に考察したように、実技・実習・実験を伴う分野は、オンライン授業を行うには、無理がある場合が多いことが改めて浮かび上がりました。

つまり、これらは、学校で、教員の適切な指導の下で、安全に実施されないと危険な面、困難な面があるということです。学校教育において最も重要なことは、子どもたちの健康と安全なので、これは不可欠の要素です。従って、これらの実技・実習・実験を伴う分野は、気候条件の良い時期に、集中的に学校で、児童・生徒の参加の下で実施すべきで、そのためには、カリキュラムをこれらの科目優先に組み替える必要があります。オンラインでも可能な科目は、夏休みや冬休みの気候条件の悪い時期に、学校に通わずにオンラインで出来るように準備しておくべきです。実験科目の先生方が授業をしている最中に、非実験の科目の先生方は、十分なオンライン授業の知識と能力のある教員または専門の指導員の下で、オンライン授業の、仕組みや方法について講習を受けるべきです。

第二波・第三波の到来を予期して、今後も学校の休業を続けるつもりなら、早急に全国の、小中高校に、公立・私立を問わず、基本的なオンラインシステムを構築すべきです。そうすれば、熱中症の恐れがある酷暑の時期や酷寒の時期に、無理に登校させて学習の遅れを取り戻すような処置をしなくて済みます。そのためには、タブレットやパソコンなどがない家庭への財政的支援や、学校等からの貸し出し、ネット環境が整備されていない家庭に対してのインターネット接続が可能な環境の公的助成による整備が不可欠です。憲法で義務教育は無償であると保証されているのですから、オンライン授業を全ての小中学生、並びに高校生に実施するには、公的な保証が必須です。経済力の差で、教育機会の平等を奪っては成りません。幾ら遅くとも、12月までに、全国の子ども達が、オンライン授業を受けられる態勢を完璧に構築しないと、第二波・第三波が来た時に、子ども達に大きな負担を掛けることになります。なお、NHK のＥテレには、家庭学習用の次の番組があります。

「NHK for School　おうちで学ぼう！」は、教育現場の先生たちが薦める学習コンテンツをまとめています。Ｅテレで放送している約 2000 本の教育番組と、それに関連する約 7000 本の動画クリップを、いつでも、どこでも見ることができます。NHK ラジオ「おうちでラジオを聴いて楽しもう！」は、ラジオで同様な放送をしており、他にも、「子ども科学電話相談」など学習をサポートする番組や、親子でホッとできるような番組を特別編成しています。是非聴いて楽しく学んでください。ほかにも、NHK は、「NEWS WEB EASY　やさしい日本語のニュース」を小中学生向けに放送しています。

なお、オンライン授業は、通常の対面授業より、心身の疲れが多いことも指摘されています[注3]。画面は、大きいほど疲れにくく、パソコン・タブレット・スマホの順で疲労度が高まるそうです。文科省は 12 月までに、全国の学校でオンライン授業が出来る環境作りを目指しているようですが、そのためには、上述のように、パソコンのない家庭へのタブレット給付や、通信環境の国費での整備が不可欠です。

また特別支援学校や幼稚園での教育、保育園での保育も上記に準じますが、子どもの状況に応じて特別の配慮が望まれます。

注３　朝日新聞、7 月 21 日「オンライン　体と心の疲れ考えて」で、群馬大の伊藤賢一氏の指摘が掲載されています。

第五節　現場の実情を重視した教育への転換を

今から考えれば、3月に出された、全国の学校の一斉休業要請は、感染の拡大防止には、ほとんど役立たず、また、オンラインによる代替授業の態勢が整っていない状況で実施されたので、子どもたちから、教育の機会を奪っただけで、大失敗だったと思われます。東京や大阪の、それも、せいぜい東京23区や、大阪市・堺市の範囲内での休業要請で良かったのに、全く感染確認者のいない地域でも一斉に行ったため、感染の危険がほとんどない子ども達が、受けるべき教育を受けられずに犠牲者となりました。5月に出された緊急事態宣言も、全国一斉であったために、同様の悲劇が起こりました。国は、教育の機会を保証する義務があるのに、具体的な方策を一切示さず、オンライン授業の実施に邁進することも有りませんでした。それどころか、一部で起きた9月入学の意見に便乗し、8月までの数カ月の授業を放棄するかの如き態度を見せました。恐ろしいことです。

これは、日本が中央集権国家であって、すべてを霞ヶ関の官僚が決めて、それを上意下達で従わせるという国家のあり方と深く結びついています。まだ日本に十分な教育制度が整備されていなかった明治期に、学区制を元に、全国に小学区・中学区・大学区を設けて、学校制度を整備した時期には、霞ヶ関、特に、文部省の役割が非常に大きく、また有効に働いたと思います。全国の津々浦々に学校が設立され、地域差を超えた平等な教育が国民にもたらされた恩恵は、日本の近代化にとって大きな意義があったと思われます。

ところが、昭和になると、軍人が教育に口出しするようになり、軍国主義が奨励され、国家のために命を捧げる教育が霞ヶ関の指導で行われました。戦後、高度経済成長に伴い、経済が発達すると、今度は経済界が教育に口出しするようになり、経済界の重鎮が各種の教育審議会の委員になり、経済界に都合の良い人材を養成する形へと文部省を動かしました。それは、現在でも基本的に変わらず、文科省に衣替をしてからも、教育の大きな目標は、経済界のために役立つ人間の育成となっています。

それどころか、21 世紀になって、日本の経済的衰退が顕著になってくると、焦燥感を覚えた経済界は、益々霞ヶ関への圧力を強め、構造改革や規制緩和の一環として、国立大学の法人化を打ち出しました。大学に理事会を置き、外部評価制度を取り入れることで、理事や外部評価委員に選出された経済界の代表が、経済界に都合の良い方向に大学を直接変えていく手段を手に入れたのです。

その結果、学術とは大きくずれた方向へ舵を切ってしまい、運営交付金が毎年減額され、研究費が減らされ、学術研究が大打撃を受けました。学術論文の本数は減り、水準も下がりました。学問は、政治家や経済界が口を出すと、自由な研究が妨げられ、質が下がり、量も減るのです。第 2 次安倍内閣の下村博文文科大臣が文系の学問は必要ないと言った発言は、まさにその典型です。経済界に直接役立たない研究は要らないという意味でしょうが、結果として、文系だけでなく、理系の学問も衰えるのです。目先の利益だけを追う政治家や経営者は、文系的発想も理系の学問の発展に役立つことを知らないからです。

教育の場合も同様で、すべての分野が人間の健全な発育に不可欠なのに、英語と数学だけ出来れば、他の分野の教育は不要だと思っている政治家や経営者が沢山います。その上、教育の全てを霞ヶ関の官僚が、政界と経済界の意見だけを聞いて、経済界に都合の良いカリキュラムを作り、上から、学習指導要領の形で押しつけます。全国一律で、各教育委員会独自の考えなどは、入り込む余地がありません。そのまた教育委員会が、各学校を縛り、学校長の自由裁量などもほとんどありません。すべて文科省の意向が強烈に働くので、それに反した指導はほとんど出来ません。3月の学校の一斉休業の時の対応が、その力関係を如実に示しました。

公立・私立を問わず、休業要請に従わなかったところは、耳にしませんでした。外国のように、「休業命令」ではなく、「休業要請」だったので、法律的に従う義務は無かったはずですが、同調圧力で、どの学校も右倣えをしたのです。今回、外国の対策を調べると、日本と違って、地方分権的な国が多くあることが印象的でした。例えば、アメリカは、州の権限が強く、学校の始業時期なども、50州がばらばらで、7.月1日から9月15日までの最大2カ月半の違いがありました。

日本では考えられない事態です。カナダやブラジルなどの面積が大きな国ばかりではなく、日本より国土の狭いドイツなども、州の権限が強く、教育制度は州ごとに大きく異なります。また、これらの国には、日本の文科省に当たる国全体の教育を支配する行政組織もありません。

今回のコロナ禍において、教育も、それぞれの地域の状況に応じて、現場で判断することがいかに重要かを痛感しました。今回、緊急事態制限が延長されることに対し、多くの自治体で、政府の要請に従わず、独自の判断で学校の再開を決めたところが出て来たことは、ある意味で画期的でした。

なお、オンライン授業は今まで、いじめ等が怖くて学校へ通えなかった児童・生徒等からは、歓迎されているようです。そういった良い面は、今後も継続的に実施すべきです。時間数などにおいても、オンライン授業も正規の授業と同等の扱いにすべきでしょう。通学時間が無くなって、遠方からの通学生にも、大きなメリットがあります。今後も、オンライン授業のメリット・デメリットをよく検証し、小学校から大学院までのすべての教育機関で正当に位置づけをすべきと考えます。

なお大学によっては、入学してもキャンパスさえは入れず、オンライン授業ばかりで対面授業がないことへの、学生の不満が大きかったところがあったそうです。大学こそ学生、教職員、関係者へのＰＣＲ検査を構成員全員に行い、授業や研究を、本来の自由なあるべき姿で行えるようにすべきです。

終わりに—あらゆる偏見を乗り越えるために

見えないけれども人間に害をもたらすものに、昔から人は恐怖を感じてきました。「鬼（おに）」は「隠（おん）」の訛ったもので、「見えないもの」の意味です。古代日本人は、現在の病原体やウイルスに相当するものを「鬼」と考え、目には見えないが、人を襲って殺したり、病気にしたりするものを「鬼」と呼んだのです。今、世界を席捲している新型コロナウイルスは、まさに古代人の想像した「鬼」に相当します。現代の科学が進歩した時代においても、肉眼でウイルスを見ることは出来ません。どこに存在しているか分からないので、余計に怖いのです。しかし、もし、科学が進んで、特殊な光を当てたり、特殊な眼鏡を掛ければウイルスが見えるようになったとしたら、大都市の密閉空間には、信じられないほどの多くのウイルスが飛び交っていて、却って人々は恐怖のどん底に陥るかも知れません。エアロゾル感染、さらに空気感染とは、そうしたものです。

ですから、そうした事実を前提として、その対策を考え、生き残る術を考えるべきです。かといって、過度に怖がるのではなく、科学的に正しい知識を得て、適切な行動を取ることで、危険を軽減できます。そのためには、複数の情報を比較し、よく考えて、正しいと思うものを選んで、あらゆる偏見や差別から自由になることが必要です。

3月10日付朝日新聞の記事では、日本では、ぜんそくの人が電車に乗って咳をすると、マスクをしていても、コロナと間違われて白い目で見られて怖い思いをするそうです。これはあってはならないことです。そもそも、政府や感染症の専門家が、コロナウイルスを飛沫感染や接触感染のみで感染すると相変わらず説明しているところに、こうした偏見が生まれる原因があります。何度も言うように、大半は感染しても無症状であって、単に咳やくしゃみをしているから感染するのではありません。

新型コロナウイルス感染症対策専門家会議が解散直前に明らかにした處に依れば、専門家会議が「新型コロナウイルス感染症対策の状況分析・対策」の中に「無症状感染者が気づかないうちに感染を広めている可能性がある」という文言を入れようとしたところ、そんなことを書けば国民がパニックに陥るという理由で、削除されたそうです。政府が「無症状感染者からのエアロゾル感染」の事実を国民から隠したのです。本当に感染を食い止めたいのであれば、事実を伝えて警戒を呼び掛けるべきなのに、逆の行動を取ったのです。この誤った行動のために、感染が拡大したことは否定出来ません。政府等は、エアロゾル感染を早く認めて、無症状の感染者から感染する恐れが多いことを正しく国民に説明し、マスクの着用を積極的に奨励、さらに義務化すべきです。なお、群馬県沼田市は、「ぜんそくでござる」等と、マスクをしている理由を分かりやすく表示したバッジを売り出して好評だそうです。

偏見や差別が生まれやすい社会ではこうでもしなければ、被害者になるので、やむを得ないと思います。また、これは日本だけの問題ではありません。つい最近まで、欧米等では、予防のためのマスク着用は文化としてほとんど存在しなかったので、日本人が欧米でマスクをして歩いていると、「コロナ」と言われ、襲われることもありました。

また、トランプ大統領が、今回のウイルスを「武漢ウイルス」と呼び、中国が発生源だとして、中国非難を強めていることも、差別を先鋭化させています。中国が発生源として、中国に賠償を求める動きも米国にありますが、あり得ないことです。新型コロナウイルスの発生源は欧米とする説もあって、まだ不明です。スペイン風邪は、名称とは異なり、米国起源で世界に広まったので、賠償責任などを持ち出せば、米国が負うことになります。

こうしたウイルスに拠る自然災害は、賠償など本来あり得ません。また、こうした中国批判は、新たな人種差別を生み出します。欧米などの人には、中国人も日本人も区別が付かないので、東洋人が歩いていると「コロナ」と呼ばれてアメリカの地下鉄で暴行を受けたり、サモア島に英語留学をした日本人女子高校生が石を投げられたりして、「コロナ」と呼ばれ悲しかったといったニュースも報じられました。

それは一般人ばかりでなく、医療従事者にも向けられています。日本では、親が医師や看護師である子どもは、偏見にさらされ、まるで、子どもを介して新型コロナウイルスに感染するように思われ、様々な嫌がらせを受け、保育園等への入園を拒否されることさえあります。感染者のために自らの命を掛けて最前線でウイルスと戦っている医療関係者が、言われ無き差別を受けることは恐ろしいことです。また、インドでは、PCR検査をしようとして村に入った医師が、村にコロナを広げるために来たと誤解され、村人に取り囲まれて暴行を受け、逃げ回るという映像も流されました。

こうした行為の根本にあるのは、科学的知識に対する無知、自分の理解できないものに対する漠然とした恐れ、自分の所属する集団（仲間）の中で凝り固まってしまって壁を造り他の集団を受け入れようとせず排斥する意識、自分で考えようとはせずデマ等に簡単に流される主体性の無さ、政治家の無策に対する怒りが直接に政治家には向かわず歪められて自分よりさらに弱い相手や普段から気に入らない相手等に向かう性向などの複合体です。

Go to トラベルキャンペーンも、「トラブルキャンペーン」だとして、様々な批判があります。それはもっともだと思いますが、そうした批判の中に、「観光で遊びに行くのに、税金を使うのはおかしい。それだけのお金があれば医療関係者に使うべきだ」という議論がありました。しかし、「観光」や「遊び」は、「医療」に比べて価値がないものでしょうか。「観光」や「遊び」は、人々の心身を癒やす糧であって、「医療」と同じく無くてはならないものです。それで生計を立てている人は沢山います。5月の連休でパチンコ店が集中砲火を浴びたのと同じ偏見を感じます。職業に貴賤上下はありません。

また、政府やマスコミによる情報操作もあります。ブラジルは大統領が型破りな面があるため、感染症対策では格好の餌食にされました。各国のマスコミは、ブラジルの原野に十字架が並んだ衝撃的な映像を流し、ブラジルの間違った政策で死亡者が急増し、アメリカに次ぐ多さだと批判しました。しかし、7月29日現在、死亡者の多い上位5カ国、アメリカ14万9234人、ブラジル8万8539人、イギリス4万5963人、メキシコ4万4876人、イタリア3万5113人のうち、どの国が一番死亡者が多いと言うべきでしょうか。単純にみればアメリカですが、それぞれの国の人口規模が異なります。アメリカ3億3115万6114人、ブラジル2億1267万9104人、メキシコ1億2904万541人、イギリス6788万6011人, イタリア6046万1826人です。100万人当たりの死亡数は、多い順に、イギリス677.1人、イタリア580.7人、アメリカ450.6人、ブラジル416.3人、メキシコ346.7人であって、世界で人口当たりの死亡数が一番多い国はイギリスです。ブラジルは4番目に下がります。もし政策の悪さが死亡数に関連しているなら、イギリスの政策が最悪であることになりますが、誰もそんなことは言いません。これがマスコミ操作というものです。だから、マスコミが流す扇情的な映像こそ、その意図を見極める必要があるのです[注1]。

こうした偏見や差別意識を防ぐには、先ず教育が欠かせません。子どもの時から、教科書だけでなく、複数の情報に接して、それを比較できる能力を養成することです。大人になっても、これは重要で、日本人は、島国のために、自国の情報で完

注1　なお、各国の死亡者数は、ジョンズ・ホプキンス大学健康安全センターの資料、人口は、WORLDMETERS の World Population Clock https://www.worldometers.info/world-population/ に拠りました。

結し、せいぜい英語圏のニュースに関心を持つぐらいが関の山ですが、世界はもっと多様性に富んでいます。随分多くの言語が失われましたが、それでもまだ3000以上の言語があります。NHKBS1のワールドニュースを観るだけでも視野が広がります。日本では決して報道されない情報にも接することが出来ます。書籍・雑誌・新聞・テレビ・ラジオ・インターネットなど、ありとあらゆるメディアを使い、出来る限り多くの情報を集め、分析し、自ら判断して正しいか否かを決めるべきです。

そうすれば、その情報が客観的に正しい情報か、偏見や差別意識で歪んだ情報かは自ずと見分けられるようになります。偏見や差別意識から自由になれれば、真実が見えてくるのです。国会図書館本館ホールの出納台の上に「真理がわれらを自由にする」という含蓄ある一文が刻まれています。自由になれば真実が見え、真実が見えれば自由になれるのです。今、コロナ禍の中で求められているのは、新型コロナに対する真実の情報です。そして、諸外国の対応を調べて判明したことは、台湾やニュージーランドのように、政府が国民に対して、いかに正しく分かりやすく説明して納得を得るかと言うことの重要さです。残念ながら、日本では、国民が納得できる説明も検査も経済的援助も出来ていません。

5月7日の日本テレビのeveryで、申請した補助も何も届かず閉店を決めた居酒屋の主人が、「休業要請が延長されたので、もう持たないと、閉店を決めた。政府の対応が遅すぎて、人災だ」と嘆息をもらしている姿が印象的でした。

あとがき

お正月早々、1月6日のNHKニュースは、武漢で新型肺炎が発生したことを伝えました。私は、勤務校が設置を計画していたBSL4施設（ウイルスを危険性から4段階に分類したとき、最も危険なレベル4のウイルス〔エボラ出血熱等〕を扱い、動物実験でウイルスの特性等を調べる研究施設。ちなみに、現在猛威を振るっている新型コロナウイルスはウイルスの危険性から言えば、一段階危険性が少ないレベル3です）が住宅密集地に造られることに疑問を持ち、同じ気持ちを抱く同僚と研究会を作り、研究の有用性は認めるものの、住民と研究者自身の安全が何よりも優先されるべきだという考えを大学当局に訴えました。公開質問状や設置反対声明を出しました。

専門は日本文学であり、文学に出てくるウイルスの記述以外とは無縁の私でありましたが、反対運動をするためには、ウイルスやBSL4施設について知識を持たなければならないと言うことで、自分なりに懸命に勉強しました。海外にあるBSL4施設についても調べたので、中国では武漢に唯一のBSL4施設（現在はハルピンにもあり）が存在することは知っていました。BSL4施設では、世界中で多くの事故や事件が起きていることも知っていましたので、武漢でも、BSL4施設で何らかの事故や事件が起きて、ウイルスが漏れた可能性があるのではないかと思い、研究会を構成していた先生方に1月7日にメールで連絡しました。木須先生からは、すぐに、その可能性はあるが、証拠がないから分からないでしょうねという返信を頂きました。

また、今回、様々なご助言をいただいた新井秀雄先生にもメールで連絡すると、私は最近流行した感染症の多くは研究室由来でないかと考えていますという御返信を受け取りました。まだ、ウイルスの感染が始まった許りで、1人の死者も出ていない時でしたが、もし生物兵器として製造されたものであれば、恐ろしい結果になるのではないかと危惧しました。

しかし、中国自体、人から人へは感染しないと言い、日本の感染症の専門家も、人には移らないし、心配は要らないと繰り返しました。武漢で夫から妻への家庭内感染が報告されてからも、なかなか認めず、やっと1月20日ごろに、人から人への感染を中国は公式に認めました。しかし、その後の中国政府の対応は極めて早いものでした。僅か10日間の突貫工事で2000床を超える専門病院を2棟も建設したのには驚嘆しました。日本はそれから8カ月経っても、専門病院は一棟も建設されず、一般病棟を仕切るだけで治療を続けているので、院内感染が広まり、医療従事者の感染が多く、医療崩壊寸前の状況にあるようです。

日本のマスコミも、ただ政府や感染症の専門家の意見を報道でそのまま伝えるだけで、独自の視点で批判的に報道する姿勢はほとんど見られませんでした。従って、政府や専門家が、人から人への感染がないと言えば、そのまま伝え、感染力は強くないから心配要らないといえば、やはり情報を垂れ流しし、感染しても８割は軽症だから恐れる必要は無いといえば、その通り報道しました。従って、日本では、危機意識が政府でも感染症の専門家でもマスコミでもなかなか高まらず、一般国民も軽く考えて対応が遅れたのです。

中国がエアロゾル感染について報じても、日本の感染症の専門家は否定し、接触感染と飛沫感染に拘泥しました。無症状感染の存在を中国が報じても、それを無視し、５月５日過ぎに見直しに入るまで37.5度Ｃを超えた発熱を４日以上続けたら、初めてPCR検査の対象になると言った誤った対応を続けていました。その間に、感染力の強い無症状感染者の通常の呼気から出されたエアロゾルに含まれるウイルスが感染を広めてしまいました。エアロゾル感染を防ぐには、マスク着用が最も有効な対処法であるのに、マスコミは、感染予防にはマスクは役立たないという論を繰り返し、手洗いと消毒の必要性ばかり報じました。

その流れが変わり始めたのは、４月に入ってからで、無症状感染を中国が言い出してから実に２カ月掛かりました。ヨーロッパやアメリカでの感染爆発に対し、アジアでは比較的落ち着いているのは、マスク着用の有無が原因だと漸く欧米でも論じるようになり、アメリカのCDCもマスク着用を推奨し始め、WHOもマスクの着用効果を見直し始めたのです。日本でも政府が国民全員へのマスク配布を言い始め、マスクに対するマスコミの論調が変わり始めたのも、４月初めからです。欧米でマスク着用がもっと早く叫ばれていれば、これだけ多くの死者は出さなかったかも知れません。「失われた２カ月」は大きかったのです。

私は、「失われた２カ月」を分析し、ＷＨＯや日本政府・感染症の専門家・マスコミの対応が間違っていたのではないかという認識を持ちました。事態が時々刻々と悪化しているのにしびれを切らし、「新型コロナウイルスに対する私見」というものを３回に亘って、研究会の同僚や、新井先生のグループに送りました。同僚の一人の木須博行先生からは、このままでは勿体ないから何らかの形で公表した方が良いのではという御提案を頂きました。

実は、その御提案を頂く前に、新井秀雄様の紹介ということで、緑風出版の高須次郎様から、新型コロナウイルスと武漢のBSL4施設の関係について緊急出版したいので、協力して頂きたいという要請がありました。しかし、そのときは、今回の新型ウイルスが本当に武漢のBSL4施設から出たものかどうかは証拠がなくて分からないということ、並びに、自分は、BSL4施設の勉強をしましたが、あくまでウイルスやBSL4施設について素人なので、私が書いても相手にされないのではないかという理由でお断りしました。出版社からは、取り敢えず了解しましたが、今後も協力をお願いしたいという再度の要望が在り、出来る範囲では協力したいということをお伝えしました。

そういった状況で、木須先生からのご提案があったとき、私には、BSL4施設についてではなく、新型コロナウイルスに対する予防法や提言という形であれば、何とか書物にできるのではないかという考えが芽生え、木須先生に緑風出版からの著書上梓という案を提示しました。木須先生ご自身は、ブログでの公開をお考えだったのですが、私の意見にも賛意を示してくださいました。そこで、緑風出版の高須様に出版の意志をお伝えすると、複数の執筆の方が望ましいのではというご助言を頂きました。そこで、研究会の面々に相談した結果、私を含め4名の賛同を得て、分担執筆することにした次第です。全員、ウイルスの専門家ではありませんが、専門家でないが故に、「岡目八目」という諺の通りに、局外者の方が却って物事が正しく見えることもあると思います。

本書の主眼は、新型コロナウイルスの特徴を知ってもらい、私たちが考える正しい対処法を紹介し、それを実践して、少しでも被害を減らしてもらうところにあります。自分の命を守り、家族の命を守り、他人の命を守り、社会全体を健全に維持するのための提言を行い、命と社会を守るところにあります。この部分は、戸田先生と私で主に担当しました。また、疫学的意味での対処法だけでなく、経済生活を維持するための諸提言にも力を入れたつもりです。特に、こうした緊急事態で最も大きな被害を受ける弱者の生活を守るという視点を重視し、経済学・法学に詳しい吉田先生にご担当頂きました。

政治家の口からは、「生活に必須でない業種は営業自粛して欲しい」という呼び掛けが繰り返し行われました。一見合理的にも見えますが、そもそも職業で、必須でない職業などあるのでしょうか。営業自粛を呼び掛けられた職業に従事する人は、仕事に誇りを持っていればいるほど、自尊心が傷つけられたのではないでしょうか。「三密」を重視する余り、工夫次第で、

「三密」の場所を「三密」でなくすこともできるのに、そうした努力をせず、さらに、補償を伴う命令でなく、補償を伴わない要請で済まそうとするのも、国民を救う気持ちが本当にあるのか疑いたくなるようで、諸外国に比べ、あまりに見劣りした印象を受けます。

さらに、学校が休業となり、教育の在り方が問題となりましたので、オンライン授業等についても、戸田先生・桑野先生の実践も踏まえ検討したことを提言しました。

また、アメリカと中国が今回のウイルスの発生源をめぐり相互に非難したり、医療従事者がコロナウイルスで汚れたと言われて、子弟が謂われ無き差別や中傷を受けたりと言ったあり得ない事態も発生しました。日本人も海外で、「コロナ」と呼ばれ、フロイドさんの事件もあり、人種問題があらためて浮き彫りになりました。本書では、あらゆる偏見や差別を排し、人類が協力してウイルスと立ち向かうべきだという地球人的視点を提唱しました。

なお、第七章は、東アジアの国々が欧米諸国に比べ感染確認者や死者が相対的に少ないのは何故かに関する一つの仮説の提案です。妻と新型コロナウイルスの話をしていて、欧米の感染者確認数、死者数があまりに多いのに驚いて、「なぜアジアより欧米の方が多いのかしら」と妻が言ったのに対し、私も、あれほど感染が酷かった中国以上にイタリア等の死者が多いことに疑問を感じていました。

たまたま食後、NHK の番組を観ていましたら、お酒と感染症の関係について特集が報道されていて、その中で、水田での稲作が中国の南部で始まった時、感染症が流行し、お米で作った酒を飲んだ人々の中に、酒に弱い「下戸遺伝子」を持った人々が突然変異で誕生し、その人達は、酒が分解されてできるアセトアルデヒドを分解できないため、それが幸いし、感染症に打ち勝って生き残り、その子孫が日本に移住したので、日本人の４割は酒に弱いというような内容でした。

この放送を観て、２人でほぼ同時に、これが日本人や東アジアの人々が新型コロナウイルスに強い理由でないかと直感しました。そこで、中国の省別感染状況を調べると、中国で「下戸遺伝子」を持った人々が多い福建省は、周囲の省よりも明らかに感染確認者が少ないことが分かり、益々確信しました。この裏付けのためのグラフ作りは桑野先生が担当されました。巻末には、資料編として、参考書やHPの紹介、感染症に関する文学の紹介、コロナに関する困りごと相談窓口一覧などを掲載しました。

なお、感染症の解釈について間違った理解もあると恐れ、感染症の専門家荒井秀雄先生からご意見を頂き、ＰＣＲ検査法など多くの点を訂正できました。厚く御礼申し上げます。緑風出版の高須次郎様からも、様々なご助言を頂け、通常より急いだ出版にお骨折り頂いたことにも感謝申し上げます。この小著が少しでも多くの人々の目にとまり、是を参考にされて、さらに多くの情報を自らの目で確かめられ、一人一人が新型コロナウイルスについて何が正しい事実かを自分自身で判断して頂く手がかりになれば幸いです。

2020 年 9 月 25 日　　勝俣　隆

資料編　新型コロナウイルスについてさらに知りたい人のために

A　参考文献（主に戸田作成・勝俣協力）戸田清

1　天笠啓祐「国がつぶしてきた感染症対策　感染爆発に対応できない保健所の現状」『週刊金曜日』2020年4月17日号38～39頁

2　天笠啓祐「新型コロナウイルス対策が薬害や医療被害をもたらす？」『週刊金曜日』2020年3月6日号

3　雨宮処凛・中島岳志「コロナ禍があぶり出した新自由主義下の命の選別問題」『週刊金曜日』2020年5月29日号

4　アルフレッド・クロスビー 1976『史上最悪のインフルエンザ』西村秀一訳、みすず書房（Alfred Crosby　1976、*Epidemic and Peace,1918*）2004年

5　栗原康「俺たちのニライカナイ　コロナ禍日記」『文學界』2020年7月号203～210頁、文藝春秋

6　粟野暢康・出雲雄大『呼吸器内科医が解説！　新型コロナウイルス感染症COVID-19』医療科学社、2020年

7　石弘之 2018『感染症の世界史』角川ソフィア文庫、単行本、2014年

8　伊藤周平「可視化された医療崩壊　なぜ、かくも脆く？」『世界』2020年7月号、122～131頁、岩波書店

9　伊藤千尋「中南米　富裕層がウイルスを持ち込み貧困層に感染が拡大」『週刊金曜日』2020年4月10日号、20頁

10　井上栄「弱められてきた保健・公衆衛生　体制強化・日本版CDCが必要」『しんぶん赤旗』2020年6月8日3面

11　今西二郎『ウイルスって何？』金芳堂、2009年

12　岩田健太郎『新型コロナウイルスの真実』ベスト新書（KKベストセラーズ）、2020年

13　井上栄『感染症　増補版』中公新書、2020年

14　遠藤誠二「米コロナ禍　人種格差・貧困浮き彫り　アフリカ系住民の感染・死亡率高く」『しんぶん赤旗』2020年6月2日6面

15　氏家誠「新型コロナウイルスの特性と病原性　〝正しく恐れる〟ための四つのポイント」『化学』2020年4月号43～47頁、化学同人

16　エマニュエル・トッド「新型コロナ 戦争でなく失敗　医療資源を削った新自由主義の限界 既存の変化あらわ」『朝日新聞』2020年5月23日11面

17　大岩ゆり「コウモリのウイルスが問題なの？」『朝日新聞』2020年3月14日5面

18　大矢英代『沖縄「戦争マラリア」』あけび書房、2020年

19　岡田晴恵『感染症は世界史を動かす』ちくま新書、2006年

20　岡田晴恵『隠されたパンデミック』幻冬舎文庫、2009年

21　岡田晴恵『病いと癒しの人間史』日本評論社、2015年

22　岡田晴恵『どうする⁉　新型コロナ』岩波ブックレット、2020年

23　岡田晴恵・田代眞人『感染症とたたかう：インフルエンザとSARS』岩波新書、2003年

24　岡部信彦「新興感染症への備えを強化せよ」『中央公論』2020年4月号、46～53頁

25　小川眞里子『病原菌と国家』名古屋大学出版会、2016年

26　小澤祥司「中国・武漢から始まった新型コロナウイルス感染症の世界的流行」『科学』2020年4月号293～298頁、岩波書店

27　小長谷正明『世界史を変えたパンデミック』幻冬舎新書、2020年

28　加藤茂孝『人類と感染症の歴史』丸善出版、2013年

29　亀田隆志『新型コロナウイルス　職場の対策マニュアル』エクスナレッジ、2020年

30　河出書房新社編集部編『思想としての<新型コロナウイルス禍>』河出書房新社、2020年

31　河岡義裕・渡辺登喜子『闘う！　ウイルス・バスターズ』朝日新書、2011年

32　香取啓介「新型コロナ　症状　肺炎だけではない　脳からつま先まで全身に　免疫暴走し血管炎症　血栓でき悪化リスク」『朝日新聞』2020年6月5日24面

33　川崎哲「コロナ危機は世界を軍縮に導くか」2020年4月18日 https://drive.google.com/file/d/1I5gCbttvfK6kywVmkGZqVDguGqzpTP3l/view

34　神谷毅「〝スピード感〟で読み解く韓国の新型コロナ対応　重症者と無症状・軽症者を分離、医療崩壊食い止める」『週刊金曜日』2020年6月

5日号14～15頁
35 木村浩一郎『PCR検査を巡る攻防』リーダーズノート、2020年
36 後藤一也「はてなスコープ　コロナウイルス　感染力や病原性に謎多く」『朝日新聞』2020年3月21日 be5面
37 齋籐勝裕『新型コロナウイルス緊急対策マニュアル』秀和システム、2020年
38 佐倉統「ひもとく　感染症と人類」『朝日新聞』2020年4月4日13面
39 佐藤直子「イタリア　医療費と病症削減が招いた感染爆発に疲弊する医療現場」『週刊金曜日』2020年4月10日号18頁
40 杉浦奈実・瀬川茂子「新型コロナ　密室　せき・会話のリスクは」『朝日新聞』2020年6月4日24面
41 瀬川茂子「科学の扉　ウイルス共生の歴史」『朝日新聞』2020年4月6日16面
42 瀬川茂子「新型コロナ　免疫暴走（サイトカインストーム）防ぐ薬は」『朝日新聞』2020年5月21日24面
43 仙川環『封鎖』徳間書店、2012年
44 高田賢蔵編『医科ウイルス学』改訂第3版、南江堂、2009年（近く改訂第4版が出るでしょう）
45 高野友美（北里大学獣医学部）『動物とヒトのコロナウイルス』2020年 https://www.kitasato-u.ac.jp/vmas/download/coronavirus_200220lecture.pdf
46 詫摩佳代『人類と病』中公新書、2020年
47 竹田美文・岡部信彦『SARSは何を警告しているのか』岩波ブックレット、2003年
48 武村政春『新しいウイルス入門』講談社ブルーバックス、2013年
49 武村政春『生物はウイルスが進化させた』講談社ブルーバックス、2017年
50 田島泰彦「無策ごまかす緊急事態宣言」『週刊金曜日』2020年4月10日号12～13頁
51 田島泰彦「情報隠しは強権付与の下準備か　新型コロナウイルス対策で後手に回る安倍政権」『週刊金曜日』2020年3月6日号
52 辰濃哲郎「医療守る目的のPCR抑制　逆に院内感染の危機に瀕す」『週刊金曜日』2020年4月17日号16～17頁
53 田中利幸「新型コロナに勝利宣言したニュージーランド」『週刊金曜日』2020年5月22日号
54 田中利幸「社会的弱者を襲うパンデミック　新型コロナが誘引する構造

的暴力」『週刊金曜日』2020年6月19日号30～31頁
55 田中宇『感染爆発・新型コロナ危機』花伝社、2020年
56 谷田憲俊『感染症学』改訂第四版、診断と治療社、2009年
57 デヴィッド・ハーヴェイ「COVID-19時代の反キャピタリズム運動」大屋定晴訳、『世界』2020年6月号、岩波書店　この号の「コロナ禍」特集の諸論考は読む価値あり。
58 戸崎賢二「NHKコロナ報道の何が問題か」『週刊金曜日』2020年5月22日号
59 豊永郁子「政治季評　コロナ禍　世界の中の日本　行動力も理解力もない政府」『朝日新聞』2020年5月21日9面
60 長尾和宏『歩くだけでウイルス感染に勝てる！』山と渓谷社、2020年
61 仲野徹『こわいもの知らずの病理学講義』晶文社、2017年
62 中屋敷均『ウイルスは生きている』講談社現代新書、2016年
64 日本小児科医会『2歳未満の子どもにマスクは不要、むしろ危険』2020年　https://www.jpa-web.org/dcms_media/other/2saimimann_20200525.pdf
65 ネイサン・ウルフ（高橋則明訳）『パンデミック新時代　人類の進化とウイルスの謎に迫る』NHK出版（Nathan Wolfe　2011, *The Viral Storm*□*The* Dawn of A　New Pandemic Age）2012年
66 半田滋「新型コロナ対策で病院船は的外れ」『週刊金曜日』2020年3月20日号18頁
67 速水融『日本を襲ったスペイン・インフルエンザ』藤原書店、2006年
68 パオロ・ジョルダーノ『コロナの時代の僕ら』飯田亮介訳、早川書房（Paolo Giordano,2020, *Nel Contagio*）2020年
69 福岡伸一「福岡伸一の動的平衡　ウイルスという存在」『朝日新聞』2020年4月3日17面
70 藤原辰史「パンデミックを生きる指針　歴史研究のアプローチ」2020年4月2日　https://www.iwanamishinsho80.com/post/pandemic
71 本田宏『本当の医療崩壊はこれからやってくる』洋泉社、2015年
72 本田宏「新型コロナで医療崩壊の危機　その背景」『しんぶん赤旗』2020年4月6日3面
73 本田宏『Dr本田の社会保障切り捨て日本への処方せん』自治体研究社、2018年
74 本田宏「Dr本田宏が語る社会保障切り捨て日本の処方せん（2018年5月18日神戸）」1時間50分、2018年

https://www.youtube.com/watch?v=0bbCiYwHn1U　2018 神戸講演の動画はその前月に出た著書とほぼ同じ内容で、日本の医師不足などについての図表多数。
75　松浦祐子「いちからわかる　新型コロナ「パンデミック」って？」『朝日新聞』2020 年 3 月 13 日 2 面
76　佐藤英仁『医師・看護師不足の現状と労働環境』ブイツーソリューション、2015 年
77　Xiao and Xiao, The possible origins of 2019-nCoVcoronavirus. 2020 年 https://wattsupwiththat.com/wp-content/uploads/2020/02/PDF-The-possible-origins-of-2019-nCoV-coronavirus.pdf
78　バイオハザード予防市民センター「新型コロナウイルス感染症流行問題に関するアピール」（2020 年 2 月 25 日）http://www.biohazards.jp/corona-virus-appeal.html
79　水谷哲也「新型コロナウイルスの流行　その科学的理解」『現代化学』2020 年 4 月号 18 ～ 22 頁、東京化学同人
80　水谷哲也『新型コロナウイルス』東京化学同人 2020 年
81　宮沢孝幸（聞き手　相田和弘）「ソーシャルディスタンスの撤回を」『週刊金曜日』2020 年 6 月 12 日号 28-29 頁
82　無署名「無症状感染者に注意　研究発表次々」『しんぶん赤旗』2020 年 3 月 18 日 14 面
83　無署名「症状改善後もウイルス検出　米中グループ「最大で 8 日間」『しんぶん赤旗』2020 年 3 月 29 日 15 面
84　無署名「コロナ　飛沫数百メートル移動も　研究グループ　室内の換気呼び掛け」『しんぶん赤旗』2020 年 4 月 18 日 12 面
85　矢吹晋「起源を探る研究を見れば陰謀論は否定できる」『週刊金曜日』2020 年 4 月 10 日号 22 ～ 23 頁
86　山内一也『ウイルスと人間』岩波書店、2005 年
87　山内一也『ウイルスの意味論　生命の定義を超えた存在』みすず書房、2018 年
88　山本太郎『感染症と文明　共生への道』岩波新書、2011 年
89　山本太郎「感染症と文明社会」『中央公論』2020 年 4 月号 38 ～ 45 頁
90　山本太郎「パンデミック後の未来を選択する」『世界』2020 年 7 月号 29 ～ 39 頁、岩波書店
91　雨宮処凛・中島岳志「コロナ禍があぶり出した新自由主義下の命の選別問題」『週刊金曜日』2020 年 5 月 29 日号

92　ロイター通信「新型コロナ　看護師の死者600人超　1カ月で2倍以上に」『しんぶん赤旗』2020年6月5日7面 https://www.reuters.com/article/us-health-coronavirus-nurses/covid-19-death-toll-among-nurses-doubled-in-past-month-says-nurses-group-idUSKBN23A1KY
93　ウィリアム・マクニール（佐々木昭夫訳）『疫病と世界史』中公文庫（William McNeill,1976,*Plagues and Peoples*）、2007年
94　ノーマン・カンター（久保儀明・楢崎靖人訳）『黒死病　疫病の社会史』青土社（Norman Cantor, 2001,*In the Wake of the Plague*）、2002年
95　Jeffrey Shaman et al, 2020, Substantial undocumented infection facilitates the rapid dissemination of novel coronavirus (SARS-CoV2) *Science* 16 Mar 2020 https://science.sciencemag.org/content/early/2020/03/13/science.abb3221/tab-pdf
96　Zhanwei Du, Xiaoke Xu, Ye Wu, Lin Wang, Benjamin J. Cowling, Lauren Ancel Meyers. 2000 Serial Interval of COVID-19 from Publicly Reported Confirmed Cases. *Emerging Infectious Diseases*, April 2020; DOI: 10.3201/eid2606.200357 https://wwwnc.cdc.gov/eid/article/26/6/20-0357_article
97　Tapiwa Ganyani, Cecile Kremer, Dongxuan Chen et Andrea Torneri, « Estimating the generation interval for COVID-19 based on symptom onset data », *medRxiv*, Infectious Diseases (except HIV/AIDS), 8 mars 2020 https://www.medrxiv.org/content/10.1101/2020.03.05.20031815v1.full.pdf
98　De Chang et al 2020, Time Kinetics of Viral Clearance and Resolution of Symptoms in Novel Coronavirus Infection, *American Journal of Respiratory and Critical Care Medicine*, March 27 https://www.atsjournals.org/doi/abs/10.1164/rccm.202003-0524LE#readcube-epdf
99　Lidia Morawska and Junji Cao, 2020, Airborne transmission of SARS-CoV-2: The world should face the reality, *Environment International*, Apr 16 https://www.sciencedirect.com/science/article/pii/S016041202031254X
100　西田亮介『コロナ危機の社会学』朝日新聞出版、2020年
101　白井聡「資本主義の失敗をどうすれば乗り越えられるのか」『週刊金曜日』2020年7月17日・7月24日合併号24～27頁
102　牧田寛「データが突きつける『日本はアジア東部・大洋州地域ではコ

ロナ三大失敗国のワースト2』という現実」2020年6月10日　https://hbol.jp/220596

B　感染症を描く文学作品など（戸田・勝俣）

1　古事記　712・中巻・崇神天皇の条「此の天皇の御世に疫病（えやみ）多た起りて、人民尽きむと為き。」……人民がいなくなるほどの悪性の流行病。大三輪山の神大物主神（蛇神）の祟りとされました。

2　日本書紀　720　巻5／崇神天皇5年「五年に、国内に疫疾（えやみ）多く、民死亡者有りて、且大半ぎなむとす。」……終息まで三年掛かった悪性の流行病で、人民の大半が亡くなったと描く。三輪山の神大物主大神（蛇神）の祟りとされました。

3　万葉集・巻十五・3688「壱岐の島に到りて、雪連宅満の忽ちに鬼病に遇ひて死去りし時に作れる歌一首」……遣新羅使の一人雪連宅満が鬼病（天然痘）で急死したことを悼んだ歌。天平八年〔736〕

4　備後国風土記逸文「蘇民将来」「疫隈の国社。昔、北の海に坐しし武塔の神、南の海の神の女子をよばひに出でまししに、日暮れぬ。……「吾は速須佐雄の神なり。後の世に疫気あらば、汝、蘇民将来の子孫と云ひて、茅の輪を以ちて腰に着けたる人は免れなむ」と詔りたまひき。……宿泊所を提供し、武塔神（速須佐雄神）を救った蘇民将来の子孫が、茅の輪で、疫病から救われると予言した話。……夏越しの祭等の除厄の茅輪の由来。

5　祝詞　儺（な）の祭の詞「穢悪はしき疫（えやみ）の鬼の、処処村に蔵り隠らふるをば、千里のほか、四方の堺、東の方は陸奥、西の方は遠つ値嘉、南の方は土佐、北の方は佐渡より彼方の処を、汝等疫の鬼の住処と定めたまひ行けたまひて、五色の宝物、海山の種種の味物を給ひて、罷けたまひ移したまふ処処方方に、急に罷き往ねと追ひたまふと詔るに、奸ましき心を挟みて、留まり隠らば、大儺の公・小儺の公、五の兵を持ちて、追ひ走り刑殺さむものぞと聞しめせ」と詔る。……疫病の原因である鬼（現在の病原体に当たる）を、日本の四方の涯（東北・五島・高知・佐渡）の外側へ追放する時に、陰陽師が唱える詞。

6　続日本紀　聖武天皇　天平九年〔737〕「是の年の春、疫瘡大きに発る。初め筑紫より来りて夏を経て秋に渉る。公卿以下天下の百姓相継ぎて没死ぬること、勝げて計算ふべからず。近き代より以来、これ有らず。」……天然痘の大流行で、藤原無知麻呂（むちまろ）・房前（ふささき）・

宇合（うまかい）・麻呂（まろ）などの藤原家の有力な政治家が次々と亡くなり、生き残った橘諸兄（たちばなのもろえ）が実権を握り、吉備真備（きびのまきび）や玄昉（げんぼう）など反藤原氏派が台頭します。それに反抗して藤原広嗣が乱を起こしますが、鎮圧されます。そうした不穏な時勢を鎮めるために東大寺大仏が造立されたのです。

7　源氏物語　1000頃　若紫「瘧病（わらはやみ）にわづらひたまひて、よろづにまじなひ、加持などまゐらせたまへどしるしなくて、あまたたびおこりたまひければ、ある人、「北山になむ、なにがし寺といふ所にかしこき行ひ人はべる。」……主人公の光源氏が罹ったのは、マラリアのような感染症とされ、治療のための北山行きで美少女の紫の上を発見して恋慕し、後に自邸へと連れ帰る設定となっています。

8　大鏡　第五巻、太政大臣道長　長徳元年（992）、「その年の祭の前より、世の中きはめてさわがしきに、またの年、いとどいみじくなりたちにしぞかし。まづは、大臣・公卿多くうせたまへりしに、まして、四位・五位のほどは、数やは知りし。……かく大臣・公卿七十八人、二三月の中にかきはらひたまふこと、希有なりしわざなり。それもただこの入道殿の幸ひの、上をきはめたまふにこそはべるめれ。」……藤原道長の栄華が、競争相手の大臣・公卿が、悪性の伝染病で次々と亡くなったためにもたらされた、その強運を讃えた場面。『栄華物語』巻四にも、詳しく記されています。

9　今昔物語集・巻二十七・第十二（院政期）「我レハ此レ、古ヘ此ノ国ニ有リシ大納言伴ノ善雄ト云シ人也。伊豆ノ国ニ被配流テ、早ク死ニキ。其レガ行疫流行神（ギャウヤクルギャウジン）ト成テ有ル也。我レハ、心ヨリ外ニ公ノ御為ニ犯ヲ成シテ、重キ罪ヲ蒙レリキト云ヘドモ、公ニ仕ヘテ有シ間、我ガ国ノ恩多カリキ。此レニ依テ、今年天下ニ疫疾発テ国ノ人皆病死カリツルヲ、我レ、咳病ニ申行ツル也。然レバ、世ニ咳病隙無キ也。……伴善雄が現れ、自分は、朝廷に対する罪を犯して配流の刑を受けて、疫病を流行らせる神となったが、生前、この国の恩を受けたことから、自分がお願いして、死ぬべき重い病気を軽い咳の病気に変えたので、咳病が天下に流行っているが、死ぬ心配はないと云ったという話……・政治的犠牲者が怨霊となって、疫病を流行らせると云う考えがありました。

10　方丈記　1212「また、養和（1181～1182）ころとか、久しくなりて覚えず。二年があひだ、世の中飢渇して、あさましき事侍りき。或は夏ひでり、或は秋大風、洪水など、よからぬ事どもうちつづきて、五穀ことごとくならず。……あくる年は、立ち直るべきかと思ふほどに、あまりさへ、疫癘（えきれい）うちそひて、まさざまに、あとかたなし。……築地のつら、道のほとりに、飢え死ぬる者のたぐひ数も知らず」……鎌倉時代、京都に於ける飢饉に続く悪性伝染病拡大の様子

11 酒呑童子（大江山系は南北朝時代から）頼光と四天王による鬼の首領酒呑童子退治の話は、疱瘡神退治の話とする見方があります。

12 祇園牛頭天王縁起（室町時代、文明年間（1469～1487）以前）……4の「蘇民将来」説話と外来の疫神「牛頭天王」を結び付けたもの。

13 祇園の御本地（江戸時代、明暦（1656～1658）頃）……祇園会の祭礼と信仰の由来を説明したもの。12を簡略化した面を持ちます。……牛頭天王を祭神として祀る祇園社は、祭礼として祇園会を行います。有名な物が、京都の祇園祭で、山鉾には、疫病の退散による天下太平の願いが込められています。今年の京都の祇園祭が中止に成ったのは、非常に残念です。この祭りの趣旨が、今回の新型コロナのような感染症の終息を願う物ですから、感染を避ける工夫をして、実施して欲しかったと思います。

14 徳富蘆花『不如帰』岩波文庫、1900年　結核

15 トーマス・マン1912『ヴェニスに死す』実吉捷郎訳、岩波文庫1939年、改版2000年　コレラ流行　映画化（Thomas Mann、1912、*Der Tod in Venedig*）

16 志賀直哉1919『流行感冒』志賀直哉全集第3巻　岩波書店、1983年
スペイン・インフルエンザ　『小僧の神様』岩波文庫1928所収

17 トーマス・マン『魔の山』高橋義孝訳、新潮社、1924年　ダボスの結核サナトリウム　1929年ノーベル文学賞
（Thomas Mann、1924、*Der Zauberberg*）

18 トマス・ウルフ1929『天使よ故郷を見よ』大澤衛訳、新潮社、1973年（Thomas Wolfe,1929,*Look Homeward,Angel*）クロスビーが紹介　スペイン・インフルエンザ

19 堀辰雄1937『風立ちぬ』岩波文庫、1956年　信州の結核サナトリウム

20 武者小路実篤1939『愛と死』新潮文庫、1952年　スペイン・インフルエンザ

21 アルベール・カミュ1947『ペスト』　宮崎嶺雄訳の新潮文庫版、1969年は累計100万部。（Albert Camus, 1947,*La Peste*）仏領アルジェリアのペスト。1957年ノーベル文学賞。

22 幸田文1957『おとうと』中央公論社　新潮文庫　結核

23　キャサリン・アン・ポーター 1962『幻の馬幻の騎手』高橋正雄訳、晶文社、1980 年（Katharine Anne Porter, 1962, *Pale Horse,Pale Rider*）クロスビーが紹介　スペイン・インフルエンザ

24　小松左京『復活の日』早川書房、1964 年　生物兵器が漏れて絶滅に瀕する人類を描く。角川文庫。映画化。

25　宮尾登美子『櫂』筑摩書房、1972 年　中公文庫、ちくま文庫、新潮文庫　スペイン・インフルエンザの場面あり　映画化

26　ジョゼ・サラマーゴ『白の闇』雨沢泰訳、NHK 出版、1995 年、河出文庫 2020 年（José　Saramago,1995, *Ensaio sobre a Cegueira*）　謎の伝染性失明によるパニックを描く。1998 年ノーベル文学賞

27　篠田節子『夏の災厄』毎日新聞社、1995 年　文春文庫、1998 年　角川文庫 2015 年　新型日本脳炎のアウトブレイク

28　トレイシー・シュヴァリエ 1999『真珠の耳飾りの少女』木下哲夫訳、白水社、2004 年（Tracy Chevalier, 1999, *Girl with □ Pearl Earring*）映画化 2003 年　17 世紀のペスト、フェルメールの絵。

29　川端裕人『エピデミック』角川書店、2007 年　角川文庫、2009 年　新型パラミクソウイルスのアウトブレイクを描く。

30　高嶋哲夫『首都感染』講談社、2010 年　講談社文庫、2013 年　強毒型インフルエンザ。東京のロックダウンで感染を終息させ、日本の感染症対策が国際社会から絶賛され、さらにワクチンと抗ウイルス剤の両分野で日本人天才科学者があらわれて世界を救うストーリー。

31　仙川環『封鎖』徳間書店、2012 年　強毒型鳥インフルエンザのアウトブレイクを描く。

32　大原省吾『計画感染』2016 年→改題文庫化　大原省吾『首都圏パンデミック』幻冬舎文庫、2020 年　長崎五島で新型インフルエンザウイルス出現。離島住民 300 人全滅。

33　澤田瞳子『火定』PHP 研究所、2017 年　奈良時代の天然痘エピデミーを描く。

［ノンフィクション］

34　ダニエル・デフォー 1722『ペスト』平井正穂訳、中公文庫、1973 年（Daniel Defoe, 1722, *A Journal of the Plague Year*）1665 年ロンドンのペスト流行　準日記

35　フリートリヒ・エンゲルス 1845『イギリスにおける労働者階級の状態』岩波文庫　工業都市の肺結核、コレラなど

C　資料　パンデミーについての解説（戸田）

2020年6月11日朝のNHKニュースで最も印象的だったのは、「コンゴ民主共和国の感染症トリプル危機」です。新型コロナ拡大、麻疹（はしか）の6000人死亡に加えて、エボラ出血熱のエピデミック（アウトブレイク）です。加えて武装勢力の跋扈による治安問題。そこで、英文記事を探すと『ニューヨーク・タイムズ』2020年6月1日がすぐに見つかりました。https://www.nytimes.com/2020/06/01/world/africa/ebola-outbreak-congo.html

コンゴ民主共和国は、旧ザイール、旧ベルギー領コンゴ。類人猿ボノボの唯一の生息国としても知られる（戸田『核発電の便利神話』長崎文献社、2017年　戸田『人はなぜ戦争をするのか』法律文化社、2019年を参照）。

ここで1つのパンデミック（COVID-19）と2つのエピデミック（麻疹、エボラ）の複合災害となりました。武装勢力問題、貧困とあわせると「5重苦」と想像されます。国際社会の支援が切望されます。ところで、エピデミックの位置づけは次の通りです。

エンデミック（風土病）＜エピデミック（流行病）＜パンデミック（世界的流行病）フランス語で言うと、エンデミー＜エピデミー＜パンデミー https://en.wikipedia.org/wiki/Pandemic　動くグラフがあります。

https://fr.wikipedia.org/wiki/Pandémie　パンデミーの歴史の表（2世紀～21世紀）がお奨め。下記 https://eo.wikipedia.org/wiki/Pandemio　意外に長文で充実のエスペラント版。

エピデミーは、疫学（epidemiology）の語源です。疫学はもともと「流行病学」であり、その後化学物質（水俣病ほか）や放射線（核発電所事故ほか）にも拡張されました。

Principales pandémies de l'histoire19
歴史上［過去2000年］の主なパンデミー

Année (s)	Nom	Nombre de morts	Agent	備考
165-180	Peste antonine	5 millions	Virus de la variole	アントニヌス朝（ローマ帝国）時代の天然痘
541-542	Peste de Justinien	30 à 50 millions	Bacille de la peste	ユスティニアヌス大帝（東ローマ帝国）時代のペスト

735-737	Épidémie japonaise de variole	1 million 奈良時代450～500万人の2割以上	Virus de la variole	「天平の天然痘エピデミー」は世界的に有名
1347-1351	Peste noire	25 millions	Bacille de la peste	黒死病。出血熱ウイルス説もある。
1520	Épidémie européenne de variole	56 millions	Virus de la variole	天然痘欧州エピデミー
Années 1600	Pestes du xviie siècle	3 millions	Bacille de la peste	ニュートンが避難し、デフォーが描いたペスト
Années 1700	Pestes du xviiie siècle	600,000	Bacille de la peste	ペスト
1817-1923	Pandémies de choléra	1 million	Vibrion cholérique	コレラ
1855-1920	3e pandémie de peste	12 millions	Bacille de la peste	ペスト
1889-1890	Grippe russe	1 million	H3N8 - Grippe A	旧ロシア風邪は日本でも流行
Fin des années 1800	Fièvre jaune	100,000 à 150,000	Virus de la fièvre jaune	黄熱病
1918-1919 ☆	Grippe espagnole	40 à 50 millions	H1N1 - Grippe A	スペイン風邪（新型インフルエンザ）。日本でも40万人死亡
1957-1958	Grippe asiatique	1,1 million	H2N2 - Grippe A	アジア風邪（新型インフルエンザ）
1968-1970	Grippe de 1968 (ou de Hong Kong)	1 million	H3N2 - Grippe A	香港風邪（新型インフルエンザ）
1981-..	Sida	25 à 35 millions	VIH	エイズ。英語ではAIDS、HIVであるが、仏語は語順が違う
2009-2010	Grippe A de 2009	151,000 à 575,000	H1N1 - Grippe A	新型インフルエンザ
2019-...	Covid-19 ★	1.03million	SARS-CoV-2	今回の新型コロナウイルス感染症

https://fr.wikipedia.org/wiki/Pandémie　20200612 アクセス。20201003 の表の改訂により一部修正

☆スペイン風邪 1918-1919 → 1918-1920 が正しい。
★ Covid-19 は COVID-19 のフランス語表記。
補足　スペイン風邪の時代にウイルス学はまだありません。このパンデミーのインフルエンザ・ウイルスの型は、20 世紀末以降の研究で解明され、ウイルスの再現実験も行われました。

奈良時代の天然痘はパンデミーではなくエピデミーですが、その重要性から「パンデミー年表」に入れてあると思われます。全欧州規模でもパンデミーでなくエピデミーらしいです。石井洋二郎ほか編 2005『ロワイヤル仏和中辞典』旺文社　で peste を引くと語義は「ペスト、悪疫、疫病、家畜伝染病、有害な人や物」とあります。英語の plague も同様。

言葉の誤用の例

大原省吾『首都圏パンデミック』幻冬舎、2020 年　『計画感染』キノブックス、2016 年　を改題して文庫化。大原は立教大学文学部卒、民間企業勤務および小説家。この本はベストセラーになっています。

長崎五島で新型インフルエンザの感染爆発で福江島の沖の離島で島民 300 人全滅。このウイルスは、米国製薬企業のタイにある研究所で抗ウイルス剤の研究開発中に偶然作出されてしまったものです。米資本家の陰謀で日本人ツアー客が感染。バンコク発羽田行きの ANA 便（らしい）で乗客、乗務員、同乗医師が次々発症して死者続出。安倍政権（らしい）は、首都圏感染爆発を懸念して自衛隊による ANA 便撃墜を閣議決定。さてどうなるか。この文脈でパンデミックは間違いであり、正解は『首都圏エピデミック』ですが、誰も知らない「エピデミック」では本が売れないので、仕方なく流行語の「パンデミック」にしたのでしょう。ところで、川端裕人『エピデミック』角川書店、2007 年　はすぐれた小説です。川端は東大科学史卒のジャーナリスト、小説家。

付記　19 世紀の旧ロシア風邪も当時の微生物学でウイルス型がわかるはずがありませんので、20 世紀後半以降に様々な学説が出ました。スペイン風邪 H1N1 亜型、アジア風邪 H2N2 亜型、香港風邪 H3N2 亜型、2009 年新型 H1N1 亜型という記述は、河岡義裕・堀本研子『インフルエンザパンデミック』講談社ブルーバックス、2009 年、25 頁、57 頁と一致します。河岡・堀本 2009 に「旧ロシア風邪」への言及はありません。旧ロシア風邪については、

It is not known for certain what agent was responsible for the pandemic. Since 1950s it has been conjectured to be Influenza A virus subtype H2N2.[4][5][6] A 1999 seroarcheological study asserted the strain to be Influenza A virus subtype H3N8.[7] A 2005 genomic virological study says that " it is tempting to speculate、that the virus might have been not actually an influenza virus, but human coronavirus OC43.[5]

https://en.wikipedia.org/wiki/1889–1890_flu_pandemic　という記述がネットにありますので、「A 型インフルエンザ H2N2 亜型説」「同 H3N8 亜型説」、さらには「19 世紀の新型コロナ説」まであるようです。

D　インターネットで検索できる新型コロナウイルス関係のホームページ（勝俣・戸田）

1　WHO（世界保健機構）WHO の方針や世界の確定感染者数・死亡数、日にちごとの感染者の出現グラフを見ることが出来ます。

Coronavirus disease（COVID-19）pandemic https://www.who.int/emergencies/diseases/novel-coronavirus-2019

Disease Outbreak News（DONs）　http://www.who.int/csr/don/en/index.html

2　ジョンズ・ホプキンズ大学健康安全センター

コロナウイルスに関する世界の最新情報は、米国のジョンズ・ホプキンズ大学健康安全センターに登録すると、データの閲覧が出来、さらに、毎日、最新の世界の状況をメールで教えてくれます。メールを打ち込んで、姓名を記入し、コロナの項目を選ぶだけですので、是非実行してみてください。下記ホームページです。http://www.centerforhealthsecurity.org/resources/COVID-19/

このホームページにアクセスして、コロナの項目で、https://coronavirus.jhu.edu/map.html　に接続すると、世界の完成状況（確定感染者数・死亡数・回復者数）がよく分かります。

Coronavirus Resource Center（Johns Hopkins University）　https://coronavirus.jhu.edu/ でも同じ検索が出来ます

3　Middle East respiratory syndrome　マーズについての基礎知識が得られます。

https://en.wikipedia.org/wiki/Middle_East_respiratory_syndrome

4　Severe acute respiratory syndrome　サーズについての基礎知識が得られます。

https://en.wikipedia.org/wiki/Severe_acute_respiratory_syndrome

5　Severe acute respiratory syndrome coronavirus 2　新型コロナについての基礎知識が得られます。

https://en.wikipedia.org/wiki/Severe_acute_respiratory_syndrome_coronavirus_2

https://en.wikipedia.org/wiki/COVID-19_pandemic　動画があり。1000近い注あり。

https://en.wikipedia.org/wiki/Social_distancing　動画があり。

https://fr.wikipedia.org/wiki/SARS-CoV-2

6　Biosafety Lebel（BSL）　https://en.wikipedia.org/wiki/Biosafety_level

ウイルスの危険度の4段階の区別が分かります。

7　Data on COVID-19　testing https://ourworldindata.org/covid-testing PCR検査の世界での実施状況を知ることが出来ます。日本の検査数が少ないことが世界との比較で分かります。

8　Our World in Data　https://ourworldindata.org/ では、様々な項目について、最新の世界比較が出来ます。

また、WORLDMETERSの World Population Clock https://www.worldometers.info/world-population/　では、リアルな世界人口が分かります。

9　厚生労働省

日本の厚生労働省のコロナウイルスに関するホームページでは、都道府県別の感染者数や、1月15日以降の検査総数を見ることが出来ます。3月12日からは、都道府県単位で見られるようになりました。https://www.mhlw.go.jp/stf/seisakunitsuite/bunya/0000164708_00001.html

https://www.mhlw.go.jp/stf/seisakunitsuite/bunya/0000164708_00001.html#kokunaihassei

新型コロナウイルス感染症における積極的疫学調査について（協力依頼）https://www.mhlw.go.jp/content/10900000/000598774.pdf

厚生労働省電話相談窓口（コールセンター）について https://www.mhlw.go.jp/stf/seisakunitsuite/bunya/0000164708_00001.html

中華人民共和国湖北省武漢市における新型コロナウイルス関連肺炎の発生について https://www.mhlw.go.jp/stf/seisakunitsuite/bunya/0000164708_00001.html

10　厚生労働省検疫所 https://www.forth.go.jp/topics/fragment1.html

11　国立感染症研究所　https://www.niid.go.jp/niid/ja/kansennohanashi/9303-coronavirus.html

中国湖北省武漢市で報告されている新型コロナウイルス関連肺炎に対する対応と院内感染対策

https://www.niid.go.jp/niid/ja/diseases/ka/corona-virus/2019-

ncov/2484-idsc/9310-2019-ncov-1.html

新型コロナウイルス（Novel Coronavirus：nCoV）の患者の 退院及び退院後の経過観察に関する方針（案）

https://www.niid.go.jp/niid/ja/diseases/ka/corona-virus/2019-ncov/2484-idsc/9314-ncov-200117-2.html

新型コロナウイルス（Novel Coronavirus：nCoV）に対する積極的疫学調査実施要領（暫定版）

https://www.niid.go.jp/niid/ja/diseases/ka/corona-virus/2019-ncov/2484-idsc/9313-ncov-youryou200117.html

12　内閣官房新型インフルエンザ等対策室　（新型コロナウイルス感染症の対応について）http://www.cas.go.jp/jp/influenza/novel_coronavirus.html

13　外務省　https://www.anzen.mofa.go.jp/

14　長崎大学 熱帯医学研究所　新興感染症学分野が開発した検査法に関するホームページ（アからウ）

(ア)　※科学研究費助成事業（特別研究促進費）「アジアに展開する感染症研究拠点を活用した新型コロナウイルス感染症（COVID-19）に関する緊急研究」 https://www.mext.go.jp/b_menu/houdou/2020/mext_00134.html

(イ)　※感染症実用化研究事業（新興・再興感染症に対する革新的医薬品等開発推進研究事業）「新型コロナウイルス感染症（COVID-19）の診断法開発に資する研究」 https://www.amed.go.jp/program/list/01/06/covid-19.html

(ウ)　※臨床検体を用いた評価結果が取得された2019-nCoV遺伝子検査方法について　https://www.niid.go.jp/niid/images/lab-manual/2019-nCoV-17-20200323.pdf

15　長崎大学病院

福祉・介護施設における新型コロナウイルス感染症の対策 http://www.mh.nagasaki-u.ac.jp/kouhou/topics/2020/3/3/index.html

[医療者向け動画配信]新型コロナウイルス感染症に対する個人防護具の適切な着脱方法～医療従事者が新型コロナウイルス感染症に感染しないために～ https://www.youtube.com/watch?v=LPYX2NQoBQg&feature=youtu.be

16　ノーベル賞学者、山中伸弥教授の新型コロナウイルスに関する見解

https://www.covid19-yamanaka.com

17　日本感染症学会　www.kansensho.or.jp/modules/topics/index.php?content_id=31 新型コロナウイルス感染症（COVID-19）への対応について
18　日本環境感染学会
新型コロナウイルス感染症（COVID-19）への対応について
http://www.kankyokansen.org/modules/news/index.php?content_id=328
19　日本臨床微生物学会
新型コロナウイルス（2019-nCoV）感染（疑いを含む）患者検体の取扱いについて - 注意喚起 -http://www.jscm.org/m-info/coronavirus200210.pdf
One step RT real-time PCR による検査手順書　http://www.jscm.org/m-info/bdmax200220.pdf
20　日本集中治療医学会
SSCG からの COVID-19 ガイドラインの公表：Surviving Sepsis Campaign: Guidelines on the Management of Critically Ill Adults with Coronavirus Disease 2019（COVID-19）https://sccm.org/getattachment/Disaster/SSC-COVID19-Critical-Care-Guidelines.pdf?lang=en-US&_zs=XGgjd1&_zl=k1cc6
日本 COVID-19 対策 ECMOnet からのご報告：COVID-19 関連重症者の人工呼吸管理
https://www.jsicm.org/news/upload/COVID-19-ECMOnet-report_20200310.pdf
日本 COVID-19 対策 ECMOnet からのご報告：COVID-19 の臨床的特徴～日本 COVID-19 対策 ECMOnet 対応症例のまとめ～ https://www.jsicm.org/news/upload/COVID19_Clinical_report_20200305_v3.pdf
21　日本呼吸療法医学会
人工呼吸教育ビデオ　三学会合同　日本 COVID-19 対策 ECMOnethttp://square.umin.ac.jp/jrcm/news/news20200415.html
22　日本呼吸器学会
COVID-19 に関する一般的な質問に対する現時点での文献的考察
https://www.jrs.or.jp/uploads/uploads/files/information/20200325v1.220200323.pdf
COVID-19 に対するヒドロキシクロロキンとアジスロマイシン併用の有用性について
https://www.jrs.or.jp/uploads/uploads/files/information/20200325CO

VID-19＿＿＿＿＿＿＿＿＿＿AZM＿＿.pdf

23　日本産婦人科感染症学会

新型コロナウイルス感染症について「妊娠中ならびに妊娠を希望される方へ」http://jsidog.kenkyuukai.jp/information/

24　日本消化器内視鏡学会

新型コロナウイルス（COVID-19）関連情報　https://www.jges.net/medical/covid-19-updates-for-members

25　日本輸血・細胞治療学会

COVID-19 回復期血漿治療の有用性に関する日本輸血・細胞治療学会新鮮凍結血漿使用ガイドライン小委員会の見解

http://yuketsu.jstmct.or.jp/wp-content/uploads/2020/06/723d83af59661496dc4c8ea5fbeb0b7d.pdf

比較対照をおいたCOVID-19 回復期血漿治療報告とメタ解析報告のまとめ

http://yuketsu.jstmct.or.jp/wp-content/uploads/2020/06/d27b18291794e0ebf67ad0bda3da1cac.pdf

26　中華人民共和国国家衛生健康委員会

中国新型肺炎治療経験記者会見会の動画 https://enapp.chinadaily.com.cn/a/202003/04/AP5e5f4e7da3103a 24b1109845.html

中国新型コロナウイルス診療ガイドライン（第７版）（2020.3.3）Diagnosis and Treatment Protocol for Novel Coronavirus Pneumonia（Trial Version 7）

中国新型コロナウイルス診療ガイドライン（第６版）（2020.2.18）（和訳 ）Diagnosis and Treatment Protocols for Novel Coronavirus Pneumonia（Trial Version 6, Revised）（2020.2.18）

中国新型コロナウイルス診療ガイドライン（第６版）（2020.2.18）

Diagnosis and Treatment Protocols for Novel Coronavirus Pneumonia（Trial Version 6, Revised）

中国新型コロナウイルス診療ガイドライン（第５版）（2020.2.4）

Diagnosis and Treatment Protocols for Patients with Novel Coronavirus Pneumonia（Trial Version 5, Revised）

27　COVID-19 Clinical Research Resources（ISARIC）https://isaric.tghn.org/covid-19-clinical-research-resources/

28　COVID-19 の WHO/ISARIC の症例報告書　https://media.tghn.org/medialibrary/2020/03/ISARIC_COVID-19_CRF_V1.3_24Feb2020_

JA.pdf
29 Novel Coronavirus Information Center https://www.elsevier.com/connect/coronavirus-information-center
30 Elsevier Coronavirus Research Hub https://www.elsevier.com/clinical-solutions/coronavirus-research-hub
31 The Lancet COVID-19 Information Centre https://www.thelancet.com/coronavirus/research
32 新型コロナウイルス感染症に関する専門家有志の会 https://note.stopcovid19.jp/
33 日本小児科学会 http://www.jpeds.or.jp/ 新型コロナウイルス関連情報
34 日本教育学会 http://www.jera.jp/

http://www.jera.jp/20200511-1/ 日本教育学会声明 2020年5月11日「9月入学・始業」の拙速な決定を避け、慎重な社会的論議を求める
――拙速な導入はかえって問題を深刻化する――
35 日本カリキュラム学会 http://jscs.b.la9.jp/index.html

jscs.b.la9.jp/200601sandouseimei.pdf 日本教育学会による提言「9月入学よりも、いま本当に必要な取り組みを」への賛同声明

日本カリキュラム学会理事有志 2020年5月31日

E 新聞・雑誌等のコロナ特集（全国紙・購読者数順）（勝俣）

1 読売新聞デジタル版 新型コロナウイルス情報 https://www.yomiuri.co.jp/topics/20200129-OYT8T50025/

新型コロナウイルス情報 （最新ニュース・データビジュアル・基礎知識・予防方法・相談・療養）があります。

データビジュアルは、必ずしも見やすくありませんが、視点は面白いものがあります。 基礎知識の情報は少し古いと思われます。

2 朝日新聞デジタル版 新型コロナ最新情報 https://www.asahi.com/topics/word/コロナウイルス.html

「最新ニュース・国内の動き・世界の動き・感染者数グラフ」があり、都道府県別の新規陽性者数の推移のグラフは役に立ちます。

紙の場合……「新型コロナ COVID-19」や「朝日新聞グローブ」のコロナ特集は参考になります。マスクについては否定的な記事が3月までは多かったです。

3 毎日新聞デジタル版 新型コロナウイルス https://mainichi.jp/

covid19

「最新ニュース　国内感染の状況　地域別の患者報告数・国内患者数の推移・国内の PCR 検査数の推移・基礎と解説」があり、「基礎と解説」は役立ちます。国内には詳しいですが、海外の情報が少なく思われます。

4　日本経済新聞デジタル版　新型コロナウイルス情報（COVID-19）https://www.bing.com/news/search?q

㋐　新型コロナウイルス感染マップ　https://vdata.nikkei.com/newsgraphics/coronavirus-world-map/

㋑　経済チャートで見る新型コロナショック　https://vdata.nikkei.com/newsgraphics/coronavirus-economy/

㋒　チャートで見る日本の感染状況　https://vdata.nikkei.com/newsgraphics/coronavirus-japan-chart/

㋓　チャートで見る世界の感染状況　thttps://vdata.nikkei.com/newsgraphics/coronavirus-chart-list/

以上の地図や図表は、非常に有益で分かりやすく、他の新聞社のコロナ特集に比べて優れていると思います。

5　産経新聞　新型コロナとたたかう　https://www.sankei.com/smp/main/topics/main-36727-t.html

世界の感染者の地図は、自動で風船が膨らむように推移を見られる点やマスクの生産者や関連する法律等が詳しく掲載されている点が評価できます。

F　テレビのコロナ情報（勝俣）

1　NHK　特設サイト　新型コロナウイルスで、「NHK スペシャル」「クローズアップ現代＋」「NHK ニュースおはよう日本」でコロナについて、様々な視点から放送しており、参考になります。中でも、「データで見る」「国内感染者 9800 人データ分析 」「年代別 感染者数と死亡率」は有益です。

2　TBS テレビ　新型コロナウイルス　特設サイト　#TBS 生活防災 note には、TOP・特集記事・お役立ち情報・関連リンク集があり、特集記事では、TBS ニュースが放送したコロナ関係の報道を、そのまま見ることができます。

3　BS—TBS の「報道 1930」は、松原耕二氏の司会で、新型コロナについて、継続的に報道しており、特に PCR 検査の必要性を約 7 カ月に亘って訴え続けてきた点が評価できます。

4　フジテレビのバイキング　昼のバラエティ番組では、坂上忍氏の司会で、新型コロナ関係の報道でも、権力に阿らない報道をしている点が評価できます。

5　テレビ朝日の羽鳥慎一モーニングショーに出演の玉川徹氏も、良く勉強していて、発言はほぼ正しいと思われます。

　感染症の専門家で、テレビに招かれる人々の中では、岡田晴恵氏、倉持仁氏、上昌広（かみ　まさひろ）氏の発言が信頼できると考えます。

G　新型コロナでの困りごとを何処に相談したらよいかの一覧（主に勝俣）

1　新型コロナウイルスに感染したかどうかの心配

まずは、家庭医がいれば、近くの家庭医に電話等で相談を。お住まいの自治体には、この種の相談に応じてくれる部署があるので、電話で事情を話せば繋いでくれます。

厚生労働省の感染症・健康相談（0120-565653）もあります。

厚生労働省新型コロナウイルスに関するQ＆A https://www.mhlw/go.jp/seisakunituite/bunya/kenkou_irou/dengue_fever_qa_00007.html

2　新型コロナウイルスの感染が怖いので、通院・治療・予防接種等をためらっている時

まずは、通院している病院等へ直接電話して事情を話すべきです。また、家庭医に相談することも必要です。多くの場合、コロナに罹るリスクよりも、適切な治療や予防接種を受けないことによるリスクの方が高いので、恐れすぎないことです。マスクを付けることで感染リスクは大幅に軽減されます。

1と同様な機関にも相談しましょう。

3　新型コロナで自粛ばかり要請されていたので、外出がおっくうになり、場合によっては恐怖さえ感じるようになった時。

先ずは家庭医に相談してください。それだけで不安でしたら、1と同様な機関に相談しましょう。

日本いのちの電話連盟

6月20日より8月末まで（予定）、毎日フリーダイヤル相談を実施。時間：16時～21時 電話番号：0120-783-556

または、全国のいのちの電話　都道府県ごとに対応。https://www.inochinodenwa.org/lifeline.php

「こころの安心相談」……相談窓口は、経済産業省の委託を受けた「セーフティネット」という会社……メンタルヘルスに関する相談を24時間、電話で受け付け。カウンセラーや臨床心理士などの専門家のほか看護師や栄養士などが、ウイルスや自粛環境がもたらす精神的な不安やストレスに関する相談に対応していて、必要に応じてほかの相談窓口の案内も行うということです。電話番号は0120-221-677で、24時間、誰でも匿名可能。

4　新型コロナで、何もかも嫌になり、鬱状態になった時

基本的に、3と同様に対処してください。

5　いじめ・不登校・学費支払いなどの子どもに関する相談、または親からの虐待など子どもからの相談

① 児童相談所　全国共通電話番号　189（いちはやく）

② NPO法人登校拒否・不登校を考える全国ネットワーク 03-3906-5614 info@futoko-net.org

③ 24時間子供SOSダイヤル　0120-0-78310

④ こころのほっとチャット　ツイッター・LINE・フェイスブックのアカウント@ kokorohotchat　毎日　正午～午後4時（受付3時まで）及び午後5時から午後9時（受付8時まで）

⑤ 生きづらびっと　LINEアカウント@yorisoi-chat　水・土以外は、午後5時～午後10時半　水は午前11時～午後4時半

⑥ チャイルドライン　0120-99-7777　午後4時～午後9時

⑦ 弁護士子どもLINE相談　@Tokyo Ⅱ（ID「@154irgux」24時間受け付けますが、返信は午後5時から午後7時）

6　コロナによる家庭内暴力（DV）などの被害を受けた場合。

㈠ 全国の市町村に、女性相談援助センター、くらし安全局、配偶者暴力相談センター、男女共同参画センター、女性センター、福祉こども総室、虐待防止センター、福祉事務所、健康福祉センター、男女平等推進センターなどの名称で、担当部局があります。

　例えば、「配偶者暴力相談支援センター」0570-0-55210（平日午前9時～午後4時）全国共通の電話相談窓口で、各地の支援センターにつながります。

センターによっては、これ以外の時間帯受付もありますから、詳しくは、内閣府男女共同参画局のＨＰご確認ください。

(イ) ＤＶ相談＋　0120-279-889（全国共通）6月29日からは24時間受け付け。メールやＳＮＳでの相談も受け付け。専用のサイトからアクセス。7月1日からメールなどで英語や中国語など8か国語程度の外国語にも対応

(ウ) 若草プロジェクト……少女・若い女性に寄り添う　LINE相談：@wakakusa

(エ) BONDプロジェクト……10代20代の女の子のための女性による支援
電話：070-6648-8318　メール：hear@bondproject.jp LINE相談：@bondproject

(オ) Colabo……中高生世代を中心とする10代女性を支える活動　https://colabo-official.net/　サポーター会員から自由寄付まで様々な支援があります。

7　誤解や偏見に基づく差別やいじめにあったら

☎【法務省】人権擁護機関　1人で悩まずに相談してください。http://www.moj.go.jp/JINKEN/jinken02_00022.html

インターネット人権相談窓口（法務省のHPから入れます）

みんなの人権110番（全国共通人権相談ダイヤル）電話　0570-003-110　受付時間　平日8：30～17：15

子どもの人権110番　電話　0120-007-110　受付時間　平日8：30～17：15

8　外国人のための様々な対コロナ相談

① コロナと人権多言語子ども相談　（ID「@185worbj」 24時間受け付けますが、返信は午前10時～午後5時。日英中韓語に対応）

② 新型コロナウイルス感染症に関する労働問題Ｑ＆Ａ（多言語対応）
https://covid.19-labourqanda.jindosite.com

③ 外国人技能実習生問題弁護士連絡会　03-6427-5902（東京）、011-231-1888（仙台）　平日日中

④ ＮＰＯ法人「ＰＯＳＳＥ」外国人労働サポートセンター　03-6699-9359（東京）、022-302-3349（仙台）　平日午後5時～午後9時，土日祝日午後1時～午後5時　または　supportcenter@npoposse.jp　へメールで。

9　新型コロナを理由に勤め先を解雇された時

① 連合　何でも労働相談ホットライン　0120-154-052　平日午前9時～午

後5時

② 全労連　労働相談ホットライン　0120-378-060　平日午前10時～午後5時

③ 日本弁護士連合会無料相談　0570-073-567　または、ＨＰ（https://www.nichibenren.or.jp/news/year/2020/topic2.html）へ。近隣の弁護士が数日以内に連絡し相談に応じます。初回は無料。

④ 日本司法書士会連合会「生活困りごと相談」0120-315199、平日午前11時～午後5時。メールの場合は、事前予約が必要（sodan@nisshiren.jp）で前日午後4時までに、氏名・希望日時を知らせ、確定の返信が届けば予約完了。面談用ＵＲＬが送付されますから、当日にそれを使います。1回30分で無料。

10　新型コロナで勤務先が倒産し、失業した時

基本的に9と同じ。★失業保険については、ハローワークへ。コロナによる倒産や解雇によって強制的に退職させられた会社都合が理由の人は「特定受給資格者」とされます。特定受給資格者は離職を余儀なくされてしまい、再就職の準備をする時間的な余裕がありません。そのため、失業保険を受けられる期間は一般受給資格者より長く、雇用保険に加入していた勤続年数と年齢で異なります。雇用保険被保険者離職票1・雇用保険被保険者離職票2・雇用保険被保険者証・本人確認証明書（運転免許証、もしくはマイナンバーカード）・印鑑・写真2枚（縦3cm ×横2.5cm）・預金通帳が必要です。

11　中小企業や個人事業主などで売上が激減した場合

基本的に9と同じ。また、「持続化給付金」を受けましょう。返済の必要がない給付金を受け取れます。2020年1月から12月までのいずれかの月に、売り上げが去年の同月に比べて半分以上減少していることが条件で、支給額は売り上げの減少に応じて算出されます。

フリーランスを含む個人事業主の場合は、上限は100万円です。法人の中小企業や小規模事業者の場合は、上限は200万円です。

経済産業省は、持続化給付金の申請に必要な情報や書類、申請手順などをホームページ上で公開しています。申請の際は、持続化給付金のHPにアクセスし、メールアドレス等を入力し、マイページを作ります。次に会社などの基本情報や振込先の口座情報に加え、昨年より売り上げが50%以上減った月の売り上げ金額などを入力します。申請書類は次のとおりです。①去年の確定申告の書類、②売り上げが減った月の金額を証明する書類の写し、③通帳の写し、

④マイナンバーカードや運転免許証などの写し。上記書類の添付は、スマートフォンで撮影した画像でも可。また、昨年や今年、創業した事業者で昨年同月との売り上げ比較が困難な場合、特定条件を満たせば給付の対象にする特例も設けられました。

問い合わせ:「持続化給困難付金事業コールセンター」0120-115-570　03-6831-0613（ＩＰ電話専用）

ネット申請に不慣れな事業者などを対象に、各地の商工会議所が予約制で申請を支援する窓口を設置しています。

★ NHK では、「持続化給付金」の給付決定を受けた個人事業主や中小企業を対象に、受信料を２か月間、全額免除しています。

12　新型コロナウイルス関連の給付金に関する相談。

午前 10 時～午後 4 時　新型コロナウイルス給付金関連消費者ホットライン　0120-213-188

午後 4 時～ 6 時　国民生活センター専用相談窓口　03-3446-1623

13　新型コロナウイルス関連の雇用の維持（雇用調整助成金）に関する相談

厚生労働省　0120-60-3999　年中無休　午前 9 時～午後 9 時

従業員の雇用を維持する企業に対して休業手当などの一部を助成する雇用調整助成金。助成率が、6 月から、中小企業では現在の 3 分の 2 から 5 分の 4、大企業では 2 分の 1 から 3 分の 2 にそれぞれ引き上げられました。解雇を行わない場合も、中小企業で 10 分の 9、大企業で 4 分の 3 まで助成率は引き上げられました。さらに、中小企業が賃金の 6 割を超える額の休業手当を支払った場合、6 割を超える分の費用の全額を助成するほか、自治体の休業要請の対象となっている場合は、賃金と同額の手当を払った場合などにその全額を助成します。助成額は、いずれも 1 万 5000 円、月額でみると、33 万円が上限となります。加入期間が短い新入社員も対象となるほか、雇用保険に入っていないパートなどの非正規労働者も対象となります。雇用調整助成金の受給には、管轄する都道府県の労働局や各地のハローワークへの申請が必要となります。

このほか、内定が取り消された学生などの就職活動を支援するため、ハローワークに新卒者などを対象にした特別の相談窓口が設けられます。

14　中小企業経営者の方の融資に関する相談

経済産業省・中小企業金融相談窓口　0570-783-183　年中無休　午前 9 時～午後 5 時

15　中小企業経営者の方のための新型コロナ関係での様々な相談

東京弁護士会・中小企業法律支援センター　http://cs-lawyer.tokyo/column/2020/03/05.html

16　事業資金に関する相談

日本政策金融公庫　事業資金相談ダイヤル　0120-154-505　平日午前９時〜午後５時

17　教育・子育てに関する給付金

① 臨時特別給付金……新型コロナウイルス感染症の影響により、子育てと仕事を１人で担う低所得のひとり親世帯に特に大きな困難が心身に生じていることを踏まえ、子育て負担の増加や収入の減少に対する支援。都道府県、市（特別区を含む。）及び福祉事務所設置町村

② 児童扶養手当受給世帯等への給付…… ①令和２年６月分の児童扶養手当の支給を受けている者 ②公的年金給付等を受けていることにより児童扶養手当の支給を受けていない者 ※児童扶養手当に係る支給制限限度額を下回る者に限る ③新型コロナウイルス感染症の影響を受けて家計が急変し、直近の収入が、児童扶養手当の対象となる水準に下がった者【収入が減少した児童扶養手当受給世帯等への給付】のうち、新型コロナウイルス感染症の影響を受けて家計が急変し、収入が大きく減少しているとの 申し出をした者。１世帯５万円、第２子以降１人につき３万円

③ 児童手当の増額

　子育て世帯への支援では、児童手当の受給世帯に対し、子ども１人当たり１万円が上乗せされました。準備が整った市区町村から支給を始め、多くの自治体では６月の支給に合わせて上乗せされたはずですが、まだの場合は、市区町村にご連絡下さい。

18　学校等休業助成金・支援金に関する相談

厚生労働省学校等休業助成金・支援金コールセンター　0120-60-3999　年中無休　午前９時〜午後９時

19「傷病手当金」について

企業などで働く人が新型コロナウイルスに感染し、療養のため仕事を休み、

収入が得られなくなった場合、「傷病手当金」を受け取れます。これは、けがや病気で4日間以上仕事を休み、その間の収入が無くなったり、十分な収入が得られなくなった場合に公的医療保険から受け取れる手当てで、新型コロナウイルス感染ももちろん対象となります。検査で確認されていなくても感染が疑われる症状があるために自宅療養した場合も受け取れます。医療機関を受診できず医師の意見書がない場合でも療養のために働けなかったことを証明する事業主の書類があれば、支給の対象として扱われます。但し、職場で他の人が感染したために休業した場合は対象外です。濃厚接触者とされた場合も、療養が必要な状態にならなければ対象となりません。申請は、勤務先を通じて行います。詳細は、勤務先や加入の公的健康保険（保険証に明記）に問合わせて下さい。

20　新型コロナウイルスの影響で休業を余儀なくされた時は、休業手当があります。

「休業手当」会社の都合で休業することになった労働者は、正規、非正規を問わず受け取れます。労働基準法では、会社の都合で労働者を休業させた場合、会社は、平均賃金の6割以上の「休業手当」を支払わなければならないとされており、厚生労働省は、平均賃金の全額を支払うことが望ましいとしています。新型コロナウイルスの影響で休業させられた場合は、厚生労働省は、在宅勤務の検討など休業を避けるための努力を尽くしていないケースでは会社の都合とされ、会社側に「休業手当」の支払い義務が生じることがあるとしています。会社が発熱などの症状がある労働者を一律に休ませる措置をとっている場合なども、会社の判断で休業させたとして支払い義務が生じます。今後、緊急事態宣言が再び出て、労働者を休業させる場合でも支払い義務が生じるケースがあるので、労働局や労働基準監督署に相談してください。

法律上の義務の有無に関わらず、会社側が「休業手当」を支払った場合は、その一部を助成する「雇用調整助成金」を活用できます。詳しくは、お近くの労働局やハローワークにご確認ください。

21　休業手当の直接給付

勤め先の企業の資金繰りの悪化などの理由で休業手当を受け取れない人に対して、国が直接、給付する新たな制度。中小企業で働く人が対象で、給付率は休業前の賃金の8割。上限額は雇用調整助成金の水準と合わせて月額33万円とし、適用される期間もことし4月から9月末までとなります。お近くの労働局やハローワークにお尋ね下さい。

22　新型コロナで生活資金に困った場合

「生活福祉資金貸付制度」生活資金を借りられる制度です。「休業」などで収入が減少し一時的な資金が必要な人は最大10万円、学校の臨時休校などの影響を受けた場合は最大20万円を借りられます。「失業」などで生活の立て直しが必要な人は、単身なら月に最大15万円を、2人以上の世帯なら月に最大20万円を、原則3カ月間、無利子で借りられます。この制度は、生活保護の給付を受ける状況になる前に、国が低い利息で当座の生活費を貸し付け、再就職などに役立ててもらうためのもので、「第2のセーフティーネット」とも呼ばれています。新型コロナウイルスの影響で対象が拡大され、所得に関係なく利用できるほか、返済期間が延長されました。さらに、所得減少が続き、住民税が非課税の状況となった世帯については返済が免除されます。詳しくは最寄りの社会福祉協議会にお尋ね下さい。

23　個人事業主が利用できる無利子・無担保融資

「無利子・無担保の融資」も利用できます。日本政策金融公庫と沖縄振興開発金融公庫では新型コロナウイルス感染症特別貸付などの融資制度と特別利子補給制度を合わせて、実質、無利子・無担保で融資を受けられます。

中小企業などの資金繰りを支援するための制度で、個人事業主（フリーランスを含む）も対象で、上限は3000万円です。

他にも、地方公共団体の制度融資を活用する形で、民間の金融機関でも実質的に無利子無担保の融資を受けられるようになりました。上限はやはり3000万円です。問い合わせ先は、以下の通りです。

中小企業金融・給付金相談窓口　03-3501-1544　日本政策金融公庫　平日0120-154-505　土日祝 0120-112-476

沖縄振興開発金融公庫　平日 098-941-1785　土日祝 098-941-1795

民間の金融機関で実質無利子無担保の融資を受ける場合は、最寄りの銀行や信用金庫、信用組合などに相談してください。

24　新型コロナウイルスの感染拡大の影響で公共料金の支払いが難しくなった場合

下記の公共料金の支払いは先延ばしが可能です。

(ア)　電気・ガス料金1カ月延長

大手電力会社と大手ガス会社は、料金の支払い期限を1カ月延長する対応をとっています。料金支払いが遅れた場合も、ただちに電気やガスが停められないよう、政府は柔軟な対応を事業者に要請しています。詳しくは、契約の電力会社やガス会社にご確認ください。

(イ) 電話料金 支払期限延長

ＮＴＴ、KDDI、ソフトバンクの通信大手３社は、携帯電話・固定電話の料金の支払い期限を延長しています。新型コロナウイルスで収入が大きく減った人や、感染が確認され、外出が難しく通常の支払い手続きができない人などが対象です。詳しくは契約の通信事業者にご相談ください。

(ウ) 水道・下水道料金の支払い延長

水道・下水道の料金は、各自治体で対応が異なり、最長４カ月支払いを延長できるところもあります。お住まいの自治体のHPなどでご確認ください。

(エ) NHK受信料の支払い延長

NHKは、受信料支払いに関する相談窓口を開設しています。お近くの放送局の窓口や営業センターまでご相談ください。

NHKの窓口一覧（全国各地）https://pid.nhk.or.jp/jushinryo/menjo/window.html

25　国民年金保険料免除の特例措置

新型コロナウイルスの感染拡大で収入が大きく減った自営業などの人は、国民年金の保険料の支払いが免除される特例措置を受けられます。

国民年金の保険料の免除は、年間の所得を基準に判断されますが、特例措置では、2020年２月以降の任意の１カ月の所得で申請でき、速やかに免除が受けられます。１カ月の所得の12倍の額を「年間の所得の見込み額」と見なし、免除の可否や免除割合が決まります。

月額１万6540円の保険料が、所得額に応じ、全額から４分の１まで４段階で免除されます。

全額免除される「年間の所得の見込み額」は次のアからウのいずれかの場合です。

(ア) 単身世帯で57万円以下、(イ) 夫婦のみの世帯で92万円以下、(ウ) 夫婦と子ども２人がいる４人世帯で162万円以下

免除を受けると、年金受取り資格獲得に必要な加入期間（10年）に算入され、年金額にも反映されます。但し、保険料を全額納付した場合と比べて、将来受け取る年金額は少なくなります。また、10年以内であれば、あとで納付することも可能です。

申請は、市区町村の国民年金担当窓口や、各地の年金事務所です。郵送での手続きも可能です。ことし6月分までに特例措置を受けた場合で、7月分以降再度免除を受けたい場合は、新たな手続きが必要です。申請書は、日本年金機構のHPに掲載されています。

26　納税の猶予及び減免

(ア)　収入が大きく減った個人事業主（フリーランスを含む）は、所得税や消費税などの国税の納付や、固定資産税など地方税の徴収が「1年間猶予」されます。対象となるのは、2020年2月以降の1カ月以上にわたって、収入が、前年の同時期に比べ、20％以上減少するなどした場合です。通常、納税や徴収を猶予する場合、担保の提供が必要で、延滞税や延滞金も課されますが、今回は、特例として、いずれも免除されます。猶予が認められれば、年金や健康保険などの社会保険料についても、同様に、支払いが猶予されます。最寄りの税務署で申請。

(イ)　売り上げの減少が続く個人事業主は、設備や建物にかかる固定資産税や都市計画税が、来年度（令和3年度）の1年分に限って「減免」されます。ことし2月から10月までのうち、3カ月間の売上高の減少幅が、前年の同時期に比べ30％以上50％未満の場合は「半額」、50％以上減少している場合は「全額」が、それぞれ「免除」されます。最寄りの税務署で申請

27　家賃が払えない場合は、次の申請ができます。

①　「住居確保給付金」……休業や失業などで収入が減り、家賃が払えない人には、国や自治体が家賃を支給する制度。

　新型コロナウウイルスの感染拡大を受けて、休業などで収入が減った人も受け取れます。世帯の生計を支えていた人が、仕事を失ったり収入が減ったりした場合が対象で、給付受給期間は、原則3カ月間、最長で9カ月間です。世帯収入と預貯金に一定の基準が設けられていて、地域によって異なります。

　例えば東京23区では2人世帯の場合、月収19万4000円、預貯金78万円以下という基準が設けられていて、毎月6万4000円を上限に支給されます。

　単身世帯の場合、月収13万7700円、預貯金50万4000円以下という基準が設けられていて、毎月5万3700円を上限に支給されます。

　失業や離職した人などは、「ハローワークを通じて求人の申し込みを

している」ことなどが条件となります。

自治体によって必要な書類や資料が異なり、全国およそ1300カ所に設置されている「自立相談支援機関」などに事前に確認する必要があります。最寄りの「自立相談支援機関」は、厚生労働省や都道府県のホームページで確認できます。

厚生労働省コールセンター……電話番号は0120-23-5572で、土日・祝日を含む毎日、午前9時から午後9時まで受け付け。

② 「家賃支援給付金」……店舗の賃料の負担を軽減するための新たな制度。

対象となるのは、売り上げが去年より、ひと月で50%以上減少した事業者や、3カ月で30%以上減少した事業者で、中堅・中小企業は月に50万円、個人事業主は25万円を上限に、原則、賃料の3分の2を半年間給付します。また、複数の店舗を借りている事業者には、例外措置として、上限額を中堅・中小企業は100万円、個人事業主は50万円でしたが、現在、法人最大600万円、個人事業主最大300万円に引き上げられました。

家賃支援給付金コールセンター　0120-653-930（平日・土日祝日8:30～19:00）

28 親の収入が激減し学費や仕送りが不安な場合は「就学支援新制度」があります

新型コロナウイルスの感染拡大により、家計が急変した大学生や短大生、高等専門学校生に、授業料減免や、給付型奨学金が支給される制度です。申請必要書類は、家計を支える父母などが、新型コロナウイルスの影響で失職したり、収入が減ったりした場合を想定しているので、災害時のり災証明書の代わりとなる国や自治体が実施する公的支援の受給証明書などです。申請は常時可能で、申し込み案内を学校で受け取り、必要書類をそろえて提出します。奨学金は、インターネット申し込みで、認定されれば、速やかに支給されるということです。他にも、貸与型奨学金もあります。問い合わせは各学校の奨学金窓口か、日本学生支援機構奨学金相談センター（0570-666-301）で平日の午前9時から午後8時まで。

29 アルバイト収入が減り学生生活が苦しい場合は、「学生支援緊急給付金」があります

大学生などが休業の影響でアルバイトの収入が減少し、修学の継続が困難に

なった場合、最大で20万円の給付金を受け取れる制度です。

対象は、大学、大学院、短期大学、高等専門学校、専門学校、日本語学校の学生や生徒のうち、アルバイト代を学費などに充てていて、新型コロナウイルスの影響で収入が大幅に減少し、修学の継続が困難になっている人たちです。

住民税非課税世帯の学生などには20万円、それ以外の学生などには10万円が支給されます。

給付金の申し込みは、通学する大学等に申請し、支給要件を満たしているかの審査で認められた場合、日本学生支援機構を通じて給付されます。

30　便乗した悪質商法にご注意

【国民生活センター】消費者トラブルに注意しましょう

消費者庁　消費者ホットライン☎188（いやや！）局番なし3桁

31　ひとり親世帯への支援

経済的に厳しい状況に置かれているひとり親世帯への臨時給付金。児童扶養手当の受給世帯に5万円を支給し、第2子以降は3万円を加算するのに加え、児童扶養手当を受けていないひとり親世帯でも収入が大きく減少した場合は5万円が支給されます。

「ひとり親世帯臨時特別給付金」コールセンター　0120-400-903　(受付時間　平日9：00～18：00)厚生労働省子ども家庭局家庭福祉課母子家庭等自立支援室

32　学生の授業料減免に国が補助

大学院や大学、専門学校、日本語学校などで家計が苦しくなって学業の継続が困難になっている学生を支援するため学校側が授業料などの減免を行った場合には国から学校側に補助が支払われます。

33　個人向け小口貸付の特例

社会福祉協議会による個人を対象とした貸付制度、生活福祉資金も特例が設けられました。

休業などで収入が減少し、一時的な資金が必要な人には最大10万円を貸し付け、小学校の臨時休校などの影響を受けた場合は最大20万円を貸し付けます。

失業などによって生活の立て直しが必要な人には2人以上の世帯で月に最大20万円を貸し付けます。

貸し付けの期間や返済の期間も延長し、返済時になお所得の減少が続いている住民税非課税世帯については返済が免除されます。

34　資金繰り対策

⑺　日本政策金融公庫

業績が悪化している中小企業を支援するため、売り上げが5％以上減少した中小企業やフリーランスを含む個人事業主を対象に、金利を一律0.9％引き下げ今後3年間は0％台の金利で融資を受けられます。

売り上げが15％以上減少するなどより厳しい経営状況の企業には、利子にあたる金額を国が補填し、信用力や担保にかかわらず実質的に無利子で借りられるようになっています。利子が補填される融資上限額は、中小企業が1億円、小規模事業者などが3000万円で、日本政策金融公庫などからすでに受けた融資についても実質無利子の融資への借り換えが可能です。

⑷　民間の無利子・無担保融資

売り上げが減少した中小企業を対象にした実質、無利子・無担保の融資が民間の金融機関で受けられます。

中小・小規模事業者の場合は売り上げが15％以上、個人事業主の場合は売り上げが5％以上減った場合で、実質、無利子で3000万円が上限です。

都道府県の「制度融資」と呼ばれる枠組みが活用され、国が金利分を補填することで借り手の企業の利子負担を3年間なくし、元本の返済も最長5年間、据え置かれます。すでに民間の金融機関から受けた融資についても、上限までは無利子の融資への借り換えができます。

制度を利用するためには自治体から売り上げが減少したという認定をもらうことが必要です。

35　保証制度

各地の信用保証協会が中小企業の資金繰りを保証する制度で、保証の枠を増やすとともに、企業が支払う保証料率を減免し、実質無利子の融資や保証などの枠を設けています。

36　危機対応融資

大企業や中堅企業でも売り上げが減少して経営環境が悪化していることから「危機対応融資」と呼ばれる特別な貸付制度の融資枠が設けられています。

政府が日本政策投資銀行と商工中金に資金を拠出し、災害や金融危機などで一時的に業績が悪化した企業に融資する制度で、2008年のリーマンショックを受けて作られ、一般の金融機関による資金供給が十分になされない場合や、多額の資金が必要な場合に融資を受けられます。

37　税制措置（法人税や消費税・所得税等の納税猶予）

新型コロナウイルスの感染拡大を受けた税制面での支援策で、深刻な影響を受けている企業や個人事業主の負担を軽減する措置です。収入が大幅に減少した企業やフリーランスを含む個人事業主は、法人税や消費税、所得税などの国税の納付や、固定資産税などの地方税の徴収が1年間猶予されます。対象となるのは、2020年2月以降、1カ月以上にわたって、収入が、前の年の同じ時期に比べ、20％以上減少するなどした場合です。担保不要で、延滞税や延滞金も免除されます。猶予が認められれば、年金や健康保険などの社会保険料の支払いも猶予されます。ビルや商業施設などの所有者がテナントなどの賃料の減免や猶予に応じて収入が減った場合も対象とされます。最寄りの税務署に申請。

38　固定資産税などの減免

売り上げの減少が続く中小企業や個人事業主は、設備や建物にかかる固定資産税や都市計画税を、来年度（令和3年度）に課税される1年分にかぎって減免されます。2020年2月から10月までのうち、3カ月間の売上高の減少幅が、前の年の同じ時期に比べ30％以上、50％未満の場合は半額、50％以上減少している場合は全額免除です。テナントなどの賃料の減免や猶予に応じて売り上げが減った場合も対象とされます。最寄りの税務署に申請。

39　「繰戻し還付」の拡充

赤字が生じた場合に、過去の事業年度にさかのぼって法人税額の還付を受けられる「繰戻し還付」の制度があります。通常は、収入や支出を帳簿につけて所得を申告する「青色申告」を行う中小企業に適用されますが、コロナ対策で、大企業のうち、資本金が10億円以下の企業にも適用されます。最寄りの税務署に申請。

40　イベントの資金繰り支援

政府の自粛要請を踏まえて文化や芸術、スポーツなどのイベントを中止した主催者に大きな損失が生じていることから、購入者がチケットの払い戻しを求めなかった場合、その金額を寄付と見なして税の負担を軽くする「寄付金控除」が適用されます。チケットの払い戻しを減らし、主催者の手元に資金を残せるようにする支援です。最寄りの税務署に申請。

41　中小企業のテレワーク促進

感染拡大を受けて広がる企業のテレワークの支援です。テレワークに必要な設備やテレビ会議用の機器などを導入した中小企業や個人事業主に対し、取得額の最大10%を法人税額から差し引くなどの優遇措置が講じられます。最寄りの税務署に申請。

42　「住宅ローン減税」入居期限延長

「住宅ローン減税」を受けられる期間を13年間に延長する特例措置で、入居期限が2020年の年末までとなっている場合は、2021年の年末まで1年間延長されます。感染拡大の影響で住宅の建設が遅れ、入居できる時期が遅くなった人が対象で、新築の場合は2020年9月末まで、建て売り住宅や中古住宅などの場合は、11月末までに契約を済ませていることが条件です。最寄りの税務署に申請。

43　「環境性能割」の延長

自動車取得の際にかかる、燃費性能を基準とした税金「環境性能割」も、税率が1%引き下げられる軽減措置の適用期限が、2020年9月末から半年間延長し、2021年3月末までに取得したものが対象となります。最寄りの税務署に申請。

H　新型コロナで苦しむ人々に寄付や助成をしたい時は

① ユニセフ https://www.unicef.or.jp/kinkyu/coronavirus/ #bokin
　新型コロナウイルス緊急募金……医療体制が脆弱な国の子供への支援
　郵便局（ゆうちょ銀行）振替口座：00190-5-31000
　口座名義：公益財団法人 日本ユニセフ協会

② 国境なき医師団　https://www.msf.or.jp/news/detail/pressrelease/msfj20200326st.html
　世界各地で行う新型コロナウイルス感染症の緊急援助活動と感染症拡大の影響に伴うその他の援助活動に割りあてられます
■オンライン支援対象から「新型コロナウイルス感染症危機対応募金」を選択してください。

■ゆうちょ銀行　口座番号：00190-6-566468　加入者名：特定非営利活動法人国境なき医師団日本
　通信欄に「新型コロナウイルス感染症危機対応募金」と記入してください。
■電話　0120-999-199 通話料無料（平日 9：00 ～ 18：00 ／土日祝日、年末年始休業）
　「新型コロナウイルス感染症危機対応募金」とお伝えください。＊クレジットカード決済。

③　日本こども支援協会　https://npojcsa.com/index.html　里親支援（里親同士の交流・相談）……子育て支援（母親の DV からの見守り・支援・妊娠相談）寄付金の受付
■三井住友銀行　生駒支店　普 4019712　特定非営利活動法人日本こども支援協会　代表理事　岩朝しのぶ
■ゆうちょ銀行　振込　00910-3-175252　特定非営利活動法人 日本こども支援協会

④　READYFOR という企業が行っているクラウドファンディング https://readyfor.jp/
　新型コロナウイルス感染症拡大防止基金は、すでに募集を終了しましたが、「コロナ緊急こども食堂基金」で 10 万人の子どもに食を」「コロナで困窮する子どもを、誰ひとり取り残さない。寄附で支援」などは、まだ行われています。

⑤　Campfire と言う企業が行っているクラウドファンディング　https://camp-fire.jp/channels/covid-19-support
　「新型コロナウイルスサポートプログラム」……レストラン・料亭・居酒屋・宿泊施設・地域・アーティスト・ライブハウス・クラブ・アート・ポップカルチャー・スポーツ支援

⑥　MOTION GALLERY という企業が行っているクラウドファンディング
　https://motion-gallery.net/curators/prevent-infection
　新型コロナウイルスに起因する、イベント中止・延期・代替開催及び、損害を受けた興行場・飲食店・宿泊施設等の支援プログラム

⑦　ふるさとチョイスで応援　新型コロナウイルス被害に関する支援 https://www.furusato-tax.jp/feature/a/corona-virus_support_index

⑧　ふるさと納税の寄付制度を使用しての、様々な支援　給食・観光・外食・花卉関連業者などへの支援。……物品を購入するなどで支援。

⑨　Yahoo Japan ネット基金　新型コロナウイルスに関する緊急支援

https://donation.yahoo.co.jp/search/?query

医療支援・福祉・教育・子ども分野支援・中小企業支援・文化芸術スポーツ支援等。

⑩　赤い羽根共同募金　https://www.akaihane.or.jp/　支える人を支えよう！赤い羽根 新型コロナ感染下の福祉活動応援全国キャンペーン

都道府県においては「赤い羽根 子どもと家族の緊急支援 全国キャンペーン」

A　赤い羽根 子どもと家族の緊急支援 全国キャンペーン　B　フードバンク活動応援　C　居場所を失った人への緊急活動応援

⑪　食べチョク　https://www.tabechoku.com/　送料無料コロナ復興支援プログラム（農林水産省の支援事業の対象商品。指定品目のお肉や果物、魚介類の送料が無料）……コロナで困っている農林漁業者を産品購入で支援。

⑫　Spotify と言う企業が行っているクラウドファンディング https://covid19musicrelief.byspotify.com/ja-jp#description

かつてない危機に直面する世界の音楽コミュニティを支援する「新型コロナウイルス感染症に対する音楽救済プログラム」

⑬　入江悠　映画　http://irie-yu.com/blog/2020/04/04/ 全国ミニシアターを応援したい /

全国のミニシアターの支援情報を掲載

[執筆者紹介]

勝俣　隆（かつまた　たかし）

1952年生まれ。長崎大学名誉教授（国文学）。博士（文学）。

専門は日本の古典文学だが、自然科学にも関心があり、天文学的知識を利用して古事記・日本書紀の神話を星座神話として解釈する等の研究がある。著書に『星座で読み解く日本神話』（大修館書店、2000）、『異郷訪問譚・来訪譚の研究』（和泉書院、2009）ほか。

桑野和可（くわの　かずよし）

1963年生まれ。長崎大学教授。博士（水産学）。藻類増殖学。

戸田　清（とだ　きよし）

1956年生まれ。長崎大学教員（環境社会学、環境思想、平和学）。博士（社会学）。獣医師（資格）。著書に『核発電の便利神話』（長崎文献社 2017）、『人はなぜ戦争をするのか』（法律文化社 2019）ほか。

吉田省三（よしだ　しょうぞう）

1951年生まれ。元長崎大学教授。法学修士。経済法・独占禁止法、イタリア法（協同組合・司法制度）。『イタリアを知るための62章』（共著）明石書店、2013。

[執筆分担]

総　説　主に勝俣隆
第七章　勝俣隆・桑野和可
第八章　勝俣隆
第九章　吉田省三
第十章　戸田清・桑野和可・勝俣隆
資料編　戸田清・勝俣隆

[著者略歴]

長崎大学バイオハザード予防研究会（ながさきだいがくばいおはざーどよぼうけんきゅうかい）

長崎大学のBSL4施設が長崎市内の住宅密集地に建設が計画されたことに疑問を持ち、住民と研究者・学生・教職員の安全を守るために学内の有志教員が学部縦断的に組織した会。随時話し合いを持ち、公開質問状・反対声明・講演・説明会等を実施してきた。休眠状態にあったが、今回、コロナ問題が命に関わる問題なので、意見表明を行うことにした。

新型（しんがた）コロナのエアロゾル感染（かんせん）【下巻】
——提言編　法律・経済・教育問題

2020年11月20日　初版第1刷発行　　定価1900円＋税

著　者　長崎大学バイオハザード予防研究会 ©
発行者　高須次郎
発行所　緑風出版
〒113-0033　東京都文京区本郷2-17-5　ツイン壱岐坂
［電話］03-3812-9420　［FAX］03-3812-7262［郵便振替］00100-9-30776
［E-mail］info@ryokufu.com［URL］http://www.ryokufu.com/

装　幀　斎藤あかね
制　作　R 企 画　　印　刷　中央精版印刷・巣鴨美術印刷
製　本　中央精版印刷　　用　紙　中央精版印刷　　E1200

Printed in Japan　　ISBN978-4-8461-2021-4　C0036

名医の追放
滋賀医科大病院事件の記録

黒藪哲哉著

四六判並製
二〇八頁
1800円

前立腺がんの小線源治療で名高い名医がいて、全国から患者が押し寄せる滋賀医科大病院。手術未経験医師の治療を告発・阻止した名医が病院を追われようとしている。患者より病院幹部のメンツを優先する「黒い巨塔」に迫る。

生命特許は許されるか

天笠啓祐編著

四六判上製
一九八頁
1800円

多国籍企業の間で特許争奪戦がくりひろげられている。バイオテクノロジーの分野では、生命や遺伝子までが特許の対象となり、私物化されるという異常な状態になっている。本書は、具体例をあげながら、企業の支配・弊害を指摘。

遺伝子操作時代の権利と自由
なぜ遺伝子権利章典が必要か

S・クリムスキー他著／長島功訳

四六判上製
四二〇頁
3000円

人間の権利と人格的完全性、地球の生物学的完全性を保護するために、人間の遺伝子操作をはじめとした遺伝子革命の社会的・生物的な意味を評価し、その応用を民主的に制御するためには、遺伝子権利章典が必要だと訴える。

生命操作事典

生命操作事典編集委員会編

A五版上製
四九六頁
4500円

脳死、臓器移植、出生前診断、ガンの遺伝子治療、クローン動物など、生や死が人為的に操作される時代。我々の生命はどのように扱われようとしているのか。医療、バイオ農業を中心に五〇項目余りをあげ、問題点を浮き彫りに。

生殖医療の何が問題か

伊藤晴夫著

四六判並製
二一〇頁
1700円

生命科学・生殖医療の進展はまざましい。だが、はたして「いのち」の操作はどこまで許されるのか。本書は、日本不妊学会の理事長を務めた著者が生殖医療の現状と問題点をわかりやすく解説しつつ、その限界を問う。

◎緑風出版の本

■全国どの書店でもご購入いただけます。
■店頭にない場合は、なるべく書店を通じてご注文ください。
■表示価格には消費税が加算されます。

バイオハザード原論

本庄重男著

四六判上製 一九二頁 1900円

危険な病原体や遺伝子組み換え微生物が、実験室から環境へ漏出する危険が。本書は、バイオハザードについて、その定義から現状分析、そして予防原則に基づいた対策までを、著者の経験を踏まえて、わかりやすく論じている。

プロブレムQ&A

教えて！バイオハザード

［基礎知識から予防まで］

バイオハザード予防市民センター著

A5変並製 二二四頁 1800円

アメリカの炭疽菌事件、バイオテロ、遺伝子組み換え生物の研究、SARS……。バイオテクノロジーの発展は、関連施設の急増を招き、バイオハザード＝生物災害の危険を身近なものにしている。Q&Aでやさしく解説する。

国立感染研は安全か

バイオハザード裁判の予見するもの

国立感染症研究所の安全性を考える会編著

A5変上製 三〇八頁 4000円

最高裁が「取り返しのつかない惨禍」を生み出しかねない危険を指摘した国立予防衛生研究所＝現国立感染症研究所をめぐる裁判の記録。全国で繰り広げられているバイオ施設、病原体研究施設の建設反対運動の理論的支えとなる。

バイオハザード裁判

――予研＝感染研実験差し止めの法理

予研＝感染研裁判原告の会、予研＝感染研裁判弁護団編著

A5変上製 三五六頁 4800円

遺伝子組換えや新病原体の出現で、バイオハザード＝生物災害の危険性が高まっている。本書は、住民の反対を押し切り都心の住宅地に強行移転した予研＝感染研の移転と実験差止めを求め、問題点を明確にした訴訟の記録。

携帯電話でガンになる

［国際がん研究機関評価の分析］

電磁波問題市民研究会編著

四六判並製
二四〇頁
2000円

スマートホンの爆発的普及、全国的な携帯基地局の増加などにより、私たちの身の回りには電磁波が飛び交い、健康影響を訴える人達が急増している。本書はWHO評価の内容と意味を分析、携帯電話の電磁波の対処法を提起する。

生命（いのち）

［人体リサイクル時代を迎えて］

山口研一郎編著

A5判変並製
二五六頁
2400円

現代医療は、先端医学の発展で「生命の操作」にまで及び、「神」の領域に踏み込みつつある。本書は、五人の専門家が、現在置かれている生命の状況を踏まえ、医療のあり方、国や企業の動き、生命観、宗教観など社会の問題点を議論。

前立腺がん予防法

［正しい食事とライフスタイル］

東京管理職ユニオン編

A5判並製
一二八頁
1600円

男性に特有な悪性腫瘍、前立腺ガンが急増している。自覚症状の現れにくいこのがんは、生活習慣を見直し、食事療法をすれば予防可能です。本書は、がんの進行を抑え、免疫系を強化するなどの具体的対策をやさしく解説する。

職場いびり

［アメリカの現場から］

ノア・ダベンポート他著／アカデミックNPO訳

四六判上製
三二六頁
2400円

職場におけるいじめは、不況の中でますます増えてきている。欧米では「モビング」という言葉で、多角的に研究されている。本書は米国の職場いびりによって会社をやめざるをえなかった体験から問題を提議した基本図書です。

メンタルヘルスの労働相談

メンタル・ヘルスケア研究会著

四六判並製
二四四頁
1800円

サービス残業等の長時間労働、成果主義賃金により、職場いじめ、うつ、自殺者などが急増している。本書は、相談者に寄り添い、相談の仕方、会社との交渉、職場復帰、アフターケアなどを具体的に解説。相談マニュアルの決定版。